醫院常用藥100問

花蓮慈濟藥劑部團隊．劉采艷 ◎合著

正確用藥，發揮最大藥效！

暢銷好書

最新修訂版

目錄《醫院常用藥100問》最新修訂版

Part 4 皮膚疾病用藥

Part 5 呼吸道疾病用藥

Part 6 心臟血管疾病用藥

Part 7 消化道疾病用藥

Part 8 泌尿生殖疾病用藥

推薦序一

林欣榮

隨病授藥，令衆樂服

生病了，須利用藥物來治療時，我們面臨是否服藥的抉擇，尤其，最擔心的是「怎麼服藥才有效？服用的藥物會不會傷身體？藥物是否會引起副作用？」許多疑問在病患心中盤旋。

本書特別針對各種用藥之常見問題來編寫，雖然名爲一百問，但實際上共一百一十三個問與答，而且是集合了花蓮慈濟醫院藥劑部十七位優秀藥師的心血結晶，也是他們的愛心之共同表達。期望每位病患在領到藥品時，能安心服用，並確保用藥安全！

花蓮慈濟醫院在用藥安全方面特別用心，除了於門診設有口頭藥物諮詢外，也特別利用電腦科技，在門診與急診領藥處，設有藥物諮詢電腦，民眾只要將健保卡插入，就能清楚從螢幕上，觀看此次門診所領藥物之完整說明。

而精密的藥物開列與資訊管理系統，則是讓醫師在以電腦輸入方式開列處方箋時，隨時以警訊提醒醫師及護理人員注意病患的個別藥物過敏史，只要一開列過敏藥物，即刻於電腦銀幕上出現警語，預防藥物過敏；開列多重藥物時，如果會在病患體內引發相互交叉影響作用時，資訊系統也會在第一時間發出警告，使院內同仁能作恰當的選擇，讓病患用藥更安全。

但不管醫、護、藥師如何努力提升用藥安全品質，最重要的，還是教育病患，返家之後如何自我把關。而本書的編寫，就是要讓民眾也能充分了解用藥的細節，心中有疑問時，也能夠翻閱本書作爲參考，那就更能確保藥效與用藥安全。

人生最苦就是病苦，醫護藥師團隊，就是要做到佛經所言：「隨病授藥，令眾樂服。」要作最好的診斷，不同疾病，應施予特效藥品；但往往良藥苦口，因此也須利用各種方法，除了口頭詳實解釋病情及施藥理由外，還要特別提醒用藥的藥效及正確用藥方法，如此能「令眾樂服，藥到病除！」

二〇〇六年起，隨著花蓮慈濟醫院居家往診的腳步，藥師團隊也已走入民眾家中，進一步收集民眾用藥的困擾與需求，未來將設計出更貼近病患需求的「給藥衛教方式」，以達到「百分百用藥安全」的期望，不再只是遙不可及的夢想，而是能夠努力追求的目標。

最後感恩謝維清主任所領導的花蓮慈濟醫院全體藥師同仁，用心規劃整理此一百一十三個常見用藥。

（本文作者爲中國醫藥大學附設醫院媽祖分院院長）

推薦序二

林碧玉

藥師之愛

孩提時家住花蓮，經常看到客廳掛著彩色寄售藥包的牛皮紙封套，是藥商？或是人稱「寄藥包仔」的業務員？因年幼無法得知，只知每兩、三個月，寄售人員會來清點、補充、結算，至於如何用藥？沒有藥師，就靠著包裝袋上的說明使用。每當家人感冒、發燒、腹瀉，父母親打開藥包，小朋友們和著眼淚吞服，倒是有效又簡便。

在花蓮重病或意外發生者，用簡便給藥的方式是無法解決的，因此往往必須翻山越嶺求醫，經常病患或家屬，在求醫過程中天人永隔，求醫路上竟也是斷腸路迢迢的苦痛。

證嚴上人在從事慈善的志業中，看到人間病痛的悲苦，尤其是東部地區醫療缺乏，經常令人扼腕不忍，遂發起興建醫院搶救東部地區病患生命之宏願，歷程艱辛難述；終於，在一九八六年八月十七日花蓮慈濟綜合醫院啓用，展開搶救生命之神聖使命。

時間過得眞快，似，昨天清晨，爲慈濟醫院啓業，來自全台灣各地慈濟人齊聚歡欣，迎接歷經多年艱苦籌備的醫院啓用，轉瞬間，慈院將在花蓮慶祝二十周年慶。從一百位左右門診病人、住院病床五十床開始，且全年二十四小時不打烊的急診，搶救生命無數；尤其在逢年過節，當絕大部分醫院都休診的時刻，慈濟醫療堅定初發心，守護東部民眾生命，是生命的希望，是守護生命的磐石。

二十年來，因東部交通不便等等因素，延聘人才是最大挑戰，因此，證嚴上人毅然再挑起重任，興辦護專、醫學院，培育醫療專業人才，爲東部也爲台灣以人爲本之生命教育，注入一股清流，如今培育之人才分布全台各地服務，他們任勞任怨、精進不懈之服務精神，深獲各界之讚許。

驀然回首，已度過多年延聘人才之拮据困境，奮力堅持以人爲本、尊重生命之愛的醫療，並伴隨著台灣社會進步，醫療技術日新月異，慈濟醫療在東部的花蓮、玉里、關山或西部嘉義大林、北部新店，均扮演提升水平之重要角色。當然，最重要的是扮演不只搶救病患生命，且照顧病患家屬心靈，是全程、全人、全家、全隊之身、心、靈、覺性全方位照護之醫療工作。

隨著社會進步，生活水準提高，預防醫學崛起，民眾對於一般醫學教育的需要也日漸增加，上世紀四、五十年代的「寄藥包」的用藥方式早已遠離；現代化的醫院中，是由醫療專業人員提供用藥，且經常三對五讀，殷勤與病患說明溝通，用藥的正確性是非常必要，慈濟醫療藥劑部的藥師同仁，親切地扮演著關懷說明的角色。

無限感恩藥劑部同仁，他們在花蓮東部人才延聘困頓情況下，堅定道心守護醫院、守護病患之用藥安全。其間，藥劑師來來去去，人手不足又要扮演教育訓練中心之角色，意即，訓練熟練後，又被其它機構挖角，雖人手不足，爲品質故，並沒有以藥劑生替代藥劑師任務，年復一年咬緊牙關培育人才。堅持到現在也有自己訓練出來的藥師博士、碩士，除了精勤專業，更有愛心，經常與醫師們在鄉間四處義診；

遇有國際間災難，勇敢奔走於世界各地苦難的第一現場；在花東地區扮演教育東區所有醫療院所藥師之責任，更出版相關刊物，促進東部地區用藥安全之提升。

人生有許多事無法避免，很少有人一輩子都不生病，因此用藥安全與民眾健康息息相關，例如維他命等養生藥物，在日常生活中處處可見。然而，眞的是「良藥苦口嗎？藥要如何服用才正確？用茶配藥可以嗎？藥的顏色與藥效有關嗎？飯前與飯後服藥該注意什麼？如何避免用藥中毒？」一連串的用藥問題，攸關全民健康保健，感恩藥劑部同仁們，在百忙中仍然挑起爲民眾用藥解惑之使命。

感恩證嚴上人引領及全球慈濟人護持，才有今天的慈濟醫學中心與遍及台灣各地之慈濟醫療，在迎接二十周年慶前夕，再次感恩藥劑部謝維清主任用堅定的心追隨上人，帶領藥劑科同仁們爲院慶獻出二十年之經驗，推出此精闢簡單易懂的《醫院常用藥100問》。這本書是檢視二十年有成，也是藥劑部同仁以一顆顆赤子之心，追隨證嚴上人，用愛爲病患付出，實現藥師如來法要之最佳見證，感恩再感恩！

（本文作者爲慈濟基金會副總執行長）

前言

劉采艷

正確用藥，以期發揮最大療效！

「生病一定要吃藥？」這個觀念是台灣民眾一直以來根深蒂固的老舊想法，也是造成政府長年來醫療資源浪費的原因。其實在很多情況下，身體有自癒的機制，也就是有對抗敵人的免疫系統，可以做好身體防護及修護的工作。而一些輕微症狀的小病，是因為個人工作壓力累積或不當飲食習慣所造成的，需要靠的是休息、運動、飲食、心理諮商等方式來使疾病痊癒，用藥只是其中一種方法而已。養成正確的用藥習慣、提升自我照護能力，才能使我們不隨意浪費醫療資源，不再增加我們身體器官的負擔。

目前台灣約有兩萬多名藥師，六千多家藥局，分佈在我們生活周遭的每個角落，民眾平常應多吸收用藥的常識，領到藥物時，記得要向藥師提出五大問：

「問藥名？問藥效？問用法？問用多久？問注意事項？」

簡單的說，就是「什麼藥？做什麼用？怎麼用？用多久？注意什麼？」透過這樣的用藥五問新概念，養成民眾在用藥方面的正確觀念，並藉此提升民眾在自我照護方面的能力。畢竟最後用藥的後果都是病患自己的身體來承受，所以更應該建立這種正確的用藥觀念。

用藥自我照護

當我們碰上了輕微的感冒、腹瀉或咳嗽，並不需要立刻上醫院看病，因為藉由休息及簡單的非處方藥（止瀉藥或一般成藥）即可達到解除症狀的效果。但不是所有的藥品都可以自行購買，有些藥品因為有安全性的考量，或有許多較大的副作用，及一些具有成癮性的藥品，需要醫師定期追蹤，這些藥品就需要醫師的處方才能取得。

目前市面上的藥品依其安全性，共分為3個等級：

- **處方藥**：包括必須經由醫師處方，才能由藥事人員調劑供應的**非管制藥**及**管制藥物**（分1—4級）兩種。
- **指示藥**：不需要醫師處方，但是購買使用前需請教藥師、藥劑生或醫師。
- **成藥**：藥理作用緩和，不需醫藥專業人員指示，但民眾使用前須閱讀藥品說明書與標示，於一般超市（乙類成藥）或藥局（甲、乙類成藥）即可購得。

處方藥

通常處方藥的藥效較強，毒性、副作用也較大，許多慢性病如：高血壓、心臟病、糖尿病、精神分裂、氣喘等疾病的治療，必須經過醫師診斷，查出病因才開立處方給病患

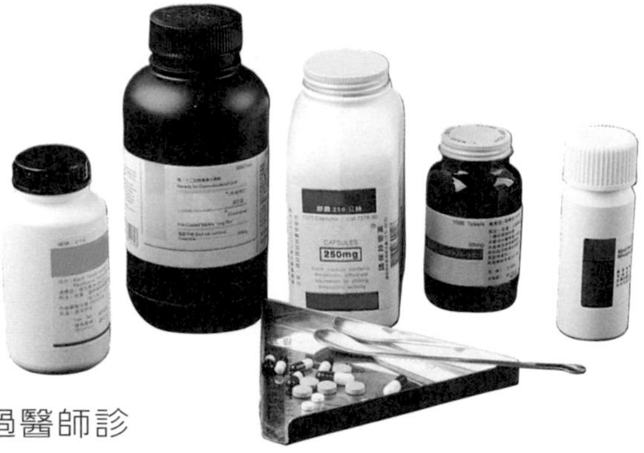

▲處方藥必須由醫師開立處方。

服用，才不會危害人體。一般常見處方藥包括：麻醉止痛劑、鎮靜安眠藥、降血壓藥、胰島素、氣喘藥、盤尼西林。

處方藥在歐洲先進國家是以藥廠原包裝交付民眾，內附有政府核准要給民眾閱讀的詳細說明。在美國，藥品原包裝說明書，是給醫療人員看的，而交付藥品時會另外附上給病患看的說明書給病患。在台灣，說明書一般只有給醫療人員看，給民眾看的，就會因各醫療院所的服務品質而有不同，有的基層醫療甚至連藥袋的標示都不完整。

管制藥品包括一般俗稱「安眠藥」、「精神科用藥」、「鎮定劑」等，因為具成癮性，會對病患造成持續性影響，因此必須要有專業醫師來監控療程。在國外曾有醫療人員假借病患名義，用來自行服用或施打的個案，因此為了防止醫療人員假借職權濫用管制藥品，第1—3級管制藥品，醫師需使用「管制藥品專用處方箋」，且於病患領取藥品時，簽名證明有收到藥品。第4級管制藥品則可用一般處方箋書寫，不需「管制藥品專用處方箋」。但藥局對所有管制藥品均需要造冊列管，**每顆管制藥品使用都需要醫師處方才可以**。

指示藥

屬於安全性次高的藥品，可由醫師或藥師輔導使用，不需經過醫師處方。民眾購買時可由外包裝得知藥品的衛福部登記字號，

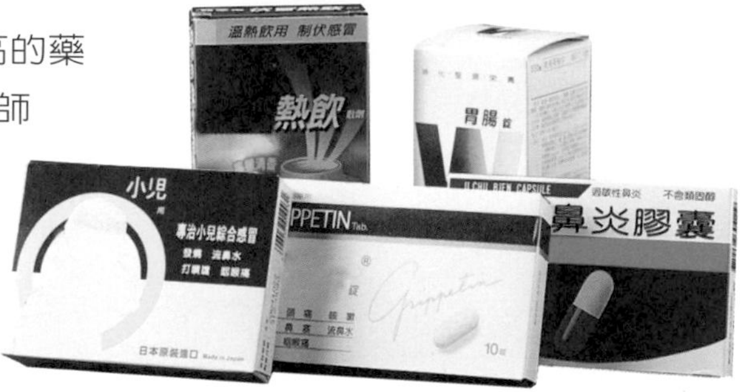

▲指示藥雖然不需要經醫師處方，但先請教醫藥專業人員後再使用，還是比較安全。

如：「衛署藥字第xxxxxx號」、「藥輸字第xxxxxx號」。健保理論上並不給付指示藥類，因為這類藥品是屬於自我照護範圍。

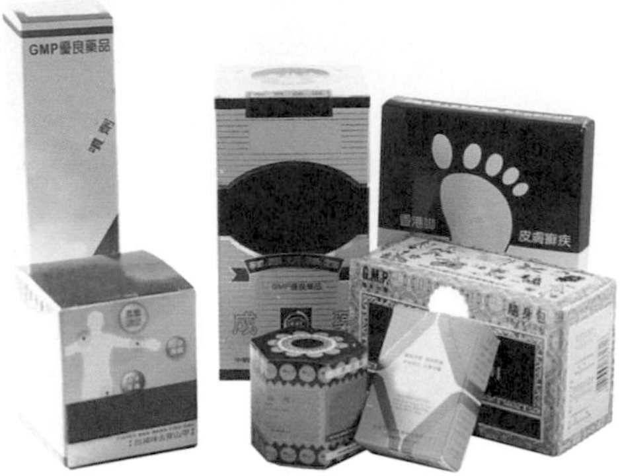

▲使用成藥前，需詳閱藥品標示與說明書。

成藥

屬於安全性比較高的藥品，大家都可以自由購買，但是**一定要詳細閱讀藥品標示與說明書**。成藥又分為：

- **甲類成藥**：必須領有藥商許可證之藥局才可販賣，例如：金十字胃腸藥、撒隆巴斯、紅藥水。
- **乙類成藥**：在百貨店、雜貨店或餐飲業者皆可兼營零售，例如：綠油精、曼秀雷敦軟膏。

服用非處方藥的自我照護方式，必須遵守下列原則：

- 使用前詳細閱讀產品說明，並遵守說明書的指示用藥。
- 不要誤以為非處方的藥效較弱，就隨意增加用量。
- 必須同時服用處方藥與非處方藥時，可先向醫師或藥師詢問是否需要錯開時間服用。
- 就醫時，必須告訴醫師你正在服用的非處方藥（最好是連同藥品外包裝交由醫師參考）。
- 如果發生副作用或不良反應，馬上停止用藥，並請教醫師或藥師能否繼續使用。
- 如果自我照護仍無法改善症狀，就應該立即就醫。
- 嬰幼兒、孕婦、老人及慢性病患較不適合自我醫療。

唯有民衆對藥品的資訊了解更加豐富完整，才可以懂得恰當用藥，節省不必要浪費的醫療資源，及真正達到全民自我照護的目標。

要如何辨識我使用的藥是合法的？

凡是經由衛福部核准製造、輸入的藥物，依規定必須要在標籤、說明書或包裝上，分別刊載以下事項：廠商名稱及地址、品名及許可證字號、藥品分級類別、製造日期或批號、主要成分含量、用量、用法、主治效能、性能或適應症、副作用、禁忌及其他注意事項、有效期間或保存期限等。但是你知道自己正在使用的藥，是否被核准製造或輸入？是合法藥品嗎？

以下有兩個方法幫助你查詢自己的藥品是否有身分證，即衛福部藥品許可證。

進入衛生福利部網站查詢

查詢藥品許可證字號是否是真的，請依循以下步驟進入網站查詢畫面：

衛生福利部食品藥物管理署（http://www.fda.gov.tw）→ 業務專區 → 藥品 → 資訊查詢 → 藥品許可證及相關資料查詢 → 西藥、醫療器材、化妝品許可證查詢。

點選此網頁最末一行，可連結查詢中藥藥品許可證。

●許可證字號查詢

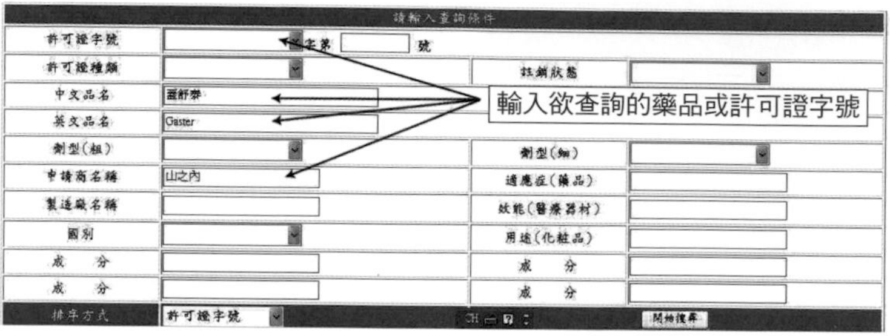

1. 在輸入查詢欄位中（「許可證字號」、「中文品名」、「英文品名」、「申請商名稱」……），只要選擇一項輸入，即可開始搜尋。
2. 可能有些藥品的條件相同，如「申請商名稱」，輸入後就可能出現好幾筆資料，此時可以依據其他欄位的訊息選擇欲查詢的藥品，點選所要查詢的藥品許可證字號。輸入查詢的條件愈多，愈能精確得到欲查詢的訊息。
3. 進入許可證內容畫面，會出現該藥物註冊資料，包括：證號有效日期、發證日期、許可證種類、舊證字號、劑型、藥品標準碼、藥品類別、包裝、藥理分類、申請商名稱地址、製造商名稱地址、製造廠國別、中英文品名、適應症……等。
4. 進入許可證詳細內容畫面：
   點選**「詳細處方成分」**：可查詢到藥品的主成分。
   點選**「藥物外觀描述」**：可查詢藥品是否爲正確藥品。

藥物實體外觀辨識手冊

衛福部出版的《藥物實體外觀辨識手冊》，有二〇〇一、二〇〇二、二〇〇三、二〇〇四年版，總共收集四千兩百多

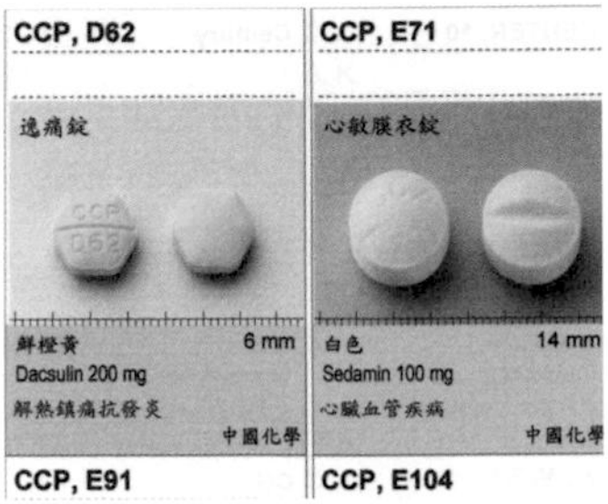

種藥物，可查詢具有標記的口服錠劑。

《藥物實體外辨識手冊》查詢方法為：

- 先分辨藥物為錠劑或硬膠囊、軟膠囊，（以二〇〇四年版之《藥物實體外觀辨識手冊》為例）

1. **錠劑**：藥物查詢頁為1—365頁
2. **硬膠囊**：藥物查詢頁為367—470頁
3. **軟膠囊**：藥物查詢頁為471—472頁

（硬膠囊是指由上下蓋套合的，軟膠囊為一體成形的）

- 再依循藥品標記尋找欲查詢的藥：

1. 標記的形式分為英文字、數字及圖形三種。查詢的順序則是：第一，如果錠劑或硬膠囊上有英文字，先以英文字第一個字母依序去找；如果有二個英文字，則以排序較前面的英文字母為主。如果沒有英文字母，看看有沒有數字，再以數字排序去找；萬一沒有英文字或數字，最後則要以藥粒上圖形，到第471—472頁按圖索驥了。要注意的是，完全沒有英文字、數字、圖形的藥粒，是沒有收錄到《藥物實體外觀辨識手冊》裡的。
2. 同一面標記有上下左右之分時，閱讀方式由上而下，由左至右。
3. 同一藥粒上，凡排列為上下或左右兩種以上標記，無論有無刻痕分開，三種標記形式中間皆以「，」分開。

- 內頁欄由上到下，從左至右依序為：錠面一標記、錠面二標記、中文名和圖片、顏色、直徑、商品名、適應症、廠商名。

如何保存藥品

相信不少人家中會有不知該如何清理的舊藥，或者把未吃完的藥留到下一次生病再拿出來服用。但未加以妥善保存的藥品，可能發生變質甚至過期，吃了非但不能「治病」反而會「致病」，甚至有中毒的可能。俗語說：「藥能治病也能致病，用得其所則為良藥，反之則可能成為毒藥」。

藥品應該丟棄的情況

一旦超過保存期限，絕大多數的藥品其藥效可能會打折扣甚至失去藥效，此外還有一些藥品可能會產生毒性。一般而言，大多數的藥品都很容易受到環境的影響而發生變化，所以藥品的存放相當重要，一旦出現下列情況就該丟棄：

- 錠劑出現異常的裂痕、碎片或變色。
- 膠囊出現軟化沾黏的現象。
- 藥水顏色或黏稠度發生改變。
- 藥品凝結。

但是藥品應該丟哪裡呢？除非是特殊藥品（如血液製劑、疫苗、癌症用藥等），否則一般是可以敲碎後沖入馬桶的，因為藥物多半為有機物，可以於大自然中分解。如果是將其丟棄於垃圾桶，則有可能被小孩拾回玩耍。

到底藥品該如何保存呢？首先要把握三項原則：**避光**、**避濕**、**避熱**。藥品最好存放在乾燥且陰涼的環境，例如：暗處的抽屜、流理台抽屜。至於國外影集中常出現的畫面──從浴室梳妝鏡盒中拿出藥丸，再以可飲用的自來水吞服，這相對於海島型氣候、空氣非常潮濕的台灣，可千萬不要這麼做，因為浴室的濕氣會破壞藥品的品質和安定性。

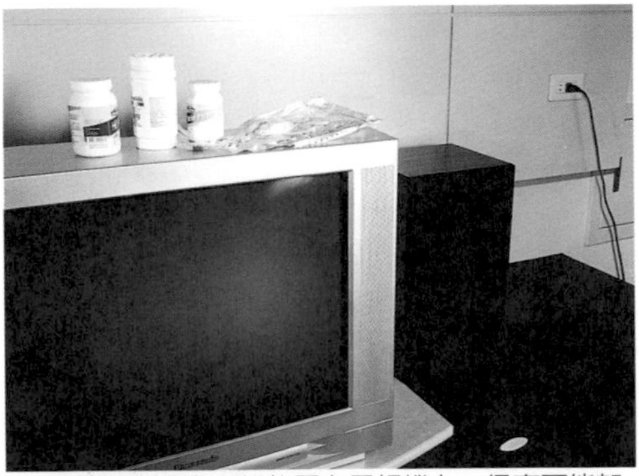
▲藥品保存不當，如放置在電視機上，很有可能加速其變質。

藥品應放置在原有的包裝內，內服及外用藥，最好分開保存，以免混淆。

在藥瓶開封後若無法於短時間內服完，也要在包裝上註明開封時間，以方便下次服用時清楚知道藥物是否已經過期。需要放置冰箱的藥品，要和食物分開保存，通常放在冰箱冷藏即可，除非有特別說明，否則不可冷凍。

不同類型藥品的保存方法

- **眼藥水**：一般放在室溫下即可，但也有一些是需放在冰箱冷藏的，但都應標示開瓶時間，開封後一個月內未用完，應該立即丟棄。
- **胰島素製劑**：在尚未開封時要存放在冰箱冷藏，還沒用完的可存放在室溫下，留待下一次繼續使用。開封後應在一個月內使用完畢。
- **肛門栓劑**：多數需要放在冰箱冷藏，以免軟化。
- **一般液劑／懸浮劑**：像胃乳。一般放在室溫下即可。
- **感冒或咳嗽藥水**：室溫保存即可。除非有特別指示，否則不宜冷藏，因冷藏後反而會產生沉澱及不易搖勻的現象。

- **抗微生物糖漿劑／懸浮劑**：需存放在冰箱中，使用前記得要充分搖勻。

除此之外還要注意：藥品應當存放在小孩拿不到的地方，像比較高的櫥櫃裡或者把抽屜上鎖，以免小朋友誤食。每年還要定期檢查家中藥品，過期藥品就不可以再使用。服藥後應該隨手將藥物放回原袋內封好，**更不可以將不同藥品放置在同一容器或包裝袋內，以免發生交互作用而變質**。藥物用完前不要把外包裝丟掉。若購買的是大包裝藥品，為了避免每天開啓取用，增加變質的機會，可以倒出幾週的份量存放於小容器，等服用完了再由大包裝補充。

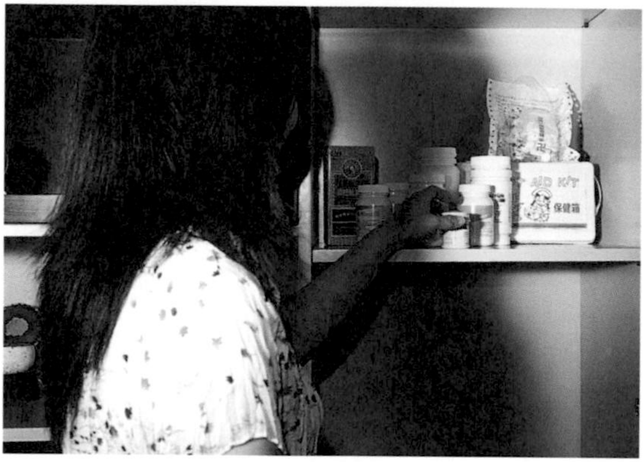
▲藥品要存放在小孩拿不到的地方。

藥品的療效與品質，跟保存方法的正確與否有關，不當的保存會造成藥效不足，進而影響療效。所以正確的藥品貯存方式，除了可以增加用藥的安全，更可以讓藥品發揮最大的治療效果。

（本文作者爲花蓮慈濟醫院藥劑部主任）

Part 1

用藥基本觀念

- 一般用藥
- 老人用藥
- 兒童用藥
- 婦女用藥
- 成藥與保健藥
- 中藥用藥

吃西藥一定要配胃藥嗎？

Q

聽人家說西藥比中藥藥性強，而且比較傷胃，所以最好配胃藥一起吃嗎？

A

中藥和西藥一樣都是屬於藥品，因此並沒有所謂哪個藥性比較強或弱，還是有很多中藥可能會傷肝傷腎。千萬不要誤信平常吃中藥可以補身體，藥即是毒，不管是西藥或中藥都必須經由醫師診斷後開立處方才可服用。至於吃西藥是不是一定要配胃藥呢？其實，不是所有藥品都會傷胃，只有少部分藥品對腸胃刺激性較大，可能需要加上胃藥，避免腸胃不適。因此，如果腸胃不好的病患，看病時可以提醒醫師自己腸胃不適，醫師會評估藥品的特性決定是否需要加上胃藥。尤其有些藥品加上胃藥反而會降低原本藥品的作用，降低藥效；而且多增加一種藥對身體也是多一個負擔。因此，不要認為吃西藥一定要配胃藥喔！況且現在健保局對於一些腸胃藥不再給付，必須自己掏腰包，真是花錢又不一定對自己的身體有幫助。

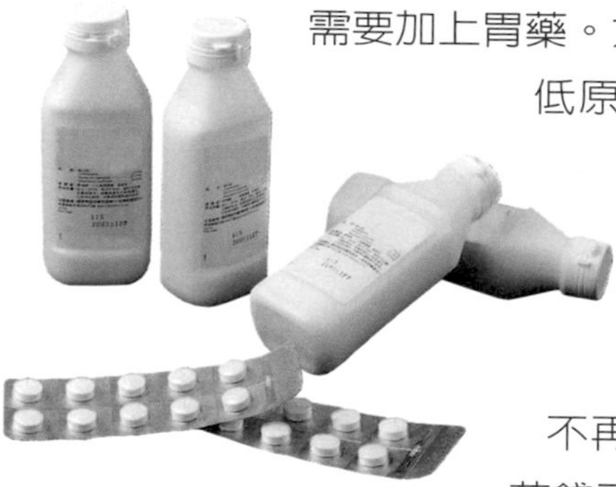

執筆藥師｜廖敏惠藥師

一般用藥

藥錠磨成粉，效果會比較快又好嗎？

我家小朋友九歲了，但還是不會吞藥丸。每次吃藥就拖拖拉拉，怎麼樣都吞不下去，因此都要請醫師開藥水或開磨粉。不過最近有些藥局磨粉需另外收費，有些甚至不提供這個服務。這樣的情形讓我們做家長的很辛苦耶！

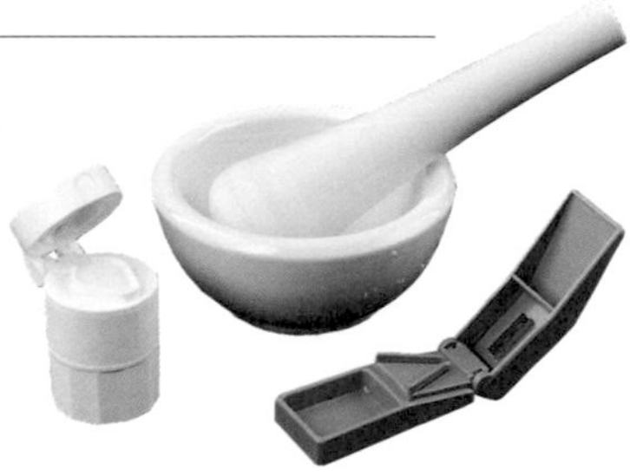

▲若真的有需要，基於用藥安全上的考量，可自行購買切割器或磨粉器。

其實醫院藥局不願意提供這樣的服務都是為了保障民眾用藥的安全。因為藥廠在製作藥品時，都依照藥品的特性做特殊的設計和考量。比如有些藥怕胃酸破壞，就會做成腸衣錠，也就是在藥丸外面包一層膜，避免胃酸的破壞，讓藥物到腸內才溶解，釋放藥效。因此，若把這類藥物磨成粉，破壞原本設計的劑型，則藥物會容易被破壞而失去效果。另外，藥物若磨成粉，對於儲存期限就無法確定。因為磨成粉可能增加吸收空氣裡的濕氣，較容易潮解壞掉。況且醫院的磨粉機器是所有磨粉藥品一起使用，雖然會清洗乾淨，但仍然可能被其他藥品污染。因此，基於用藥安全上的考量，藥師並不建議藥物磨成粉。但有些小朋友或老人無法吞食，必須吃藥粉，那該怎麼辦呢？建議可自行購買切割器或磨粉器，小小一個便宜又很容易使用。可以在吃藥前再將藥品撥半和磨成粉。這樣可以確保藥品的效果，而且也不會受到其他人的藥物污染。不過我們還是建議儘可能訓練小朋友吞藥品的技巧，可將藥品放在舌根後再喝水吞下，較容易吞嚥。

執筆藥師｜廖敏惠藥師

一般用藥

葡萄柚汁跟西藥一起吃會有什麼副作用呢？

Q

我看電視新聞報導，聽說葡萄柚汁跟一些藥品不能一起吃，我想請教一下藥師，為什麼？

A

曾經發生過有人用葡萄柚汁來配藥服用，可是卻引起了藥物的中毒反應，這是因為葡萄柚汁含有類黃酮素（Flavnoids），在腸胃道會形成Naringenin，此成分會抑制肝臟中代謝藥物的酵素——CYP3A4。若服用的藥物是經由CYP3A4代謝，此時又以葡萄柚汁配藥吃，很可能使體內的藥物過量，濃度異常偏高，出現嚴重的交互作用，產生致命的副作用，國外就曾有研究顯示，服藥時，以葡萄柚汁搭配服用者，體內藥物濃度較服用開水者高出七倍之多，所以不得不小心。

國外也有研究顯示葡萄柚汁和胃腸藥平菩腸（Cisapride）一起服用，會提高心律不整的發生率。會和葡萄柚汁發生交互作用的藥有很多種，例如免疫抑制劑（Cyclosporine）、降血壓用藥Amlodipine（Norvasc）、Felodipine（Plendil）、降血脂肪藥Simvastatin（Zocor）、抗組織胺（Loratadine、Terfenadine）以及鎮靜劑（Triazolam）等。

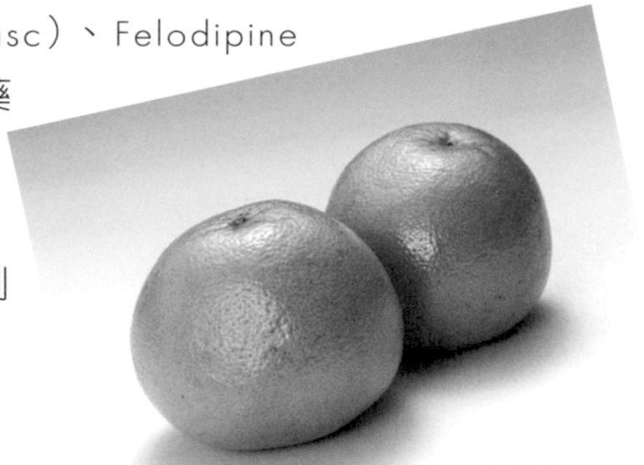

▲服藥時，還是避免以葡萄柚汁配服。

這些藥如果和葡萄柚汁一起服用的話，在身體裡面的量會有明顯的增加，使得一些較少見的副作用發生率提高，因此不得不謹慎使用。

由於葡萄柚汁的影響可能長達二十四小時，建議在使用這些藥物的期間不可飲用葡萄柚汁。有關藥物與葡萄柚汁之間的關係的研究越來越多，一些與葡萄柚類似的果汁，同樣具有抑制肝臟代謝酵素——CYP3A4，可能也會跟藥物有交互作用，因此在使用藥物之前，請先諮詢過藥師或醫師。

執筆藥師｜涂睿恩藥師

一般用藥

忘記吃藥該如何處理？

Q

這陣子工作繁忙，本來每天要吃兩次的高血壓藥，總是會不小心忘記。想起來時，常常過了兩、三個小時，到底要不要補吃呢？

A

有些藥物若主要是症狀緩解的藥品，如止痛藥或是止咳藥等，若忘記吃可以省略，對疾病的影響較不大。但大部份的藥物，像是高血壓用藥，如果忘記吃時，可根據離下一次吃藥的時間長短決定是否補吃。比如正常服藥時間是早上八點及中午十二點，中間時間點為十點。若早上八點的藥忘記吃，早上九點的時候想起來，尚未超過十點，則盡快補吃。但若十一點才想起，則省略這次劑量，因為離下一次的服藥時間太近了。千萬不要一次吃兩倍的藥量！如此很容易增加藥物的毒性，產生副作用。但有些藥物必須服用每個劑量，不可省略。因此，拿到藥時還是要記得詢問藥師，忘記吃藥時該如何處理。因為每一種藥的作用及藥效不同，不要自己隨意猜測，以免吃了一堆藥，達不到預期的效果，反而增加反效果。

執筆藥師｜廖敏惠藥師

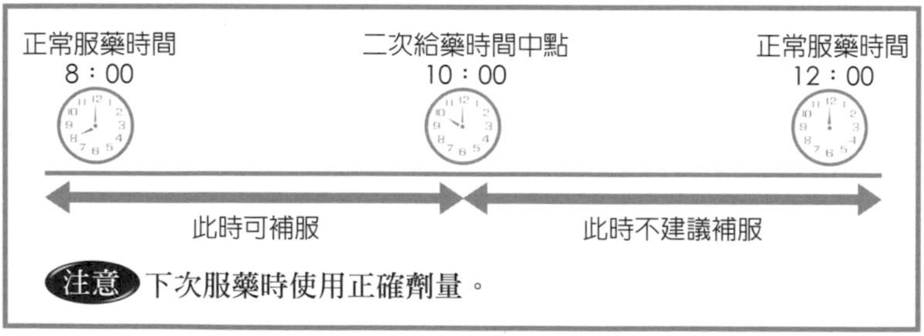

一般用藥

藥物的正確儲存方式為何？

Q

最近我常常頭痛，想拿之前看醫師時沒有吃完的藥來用，可是卻發現藥品顏色不對了，吃了以後頭痛也沒有改善，不知道是不是藥壞了？可是我都會把藥品放在冰箱中避免壞掉，到底哪裡有問題呢？

A

把藥品放在冰箱中避免壞掉這個觀念是錯誤的。藥品不是食物，無法用冷藏的方式來保存效用。有些藥品放在冰箱反而更容易因為濕氣而潮解壞掉，甚至影響藥物化學結構導致藥品失效。因此在儲藏藥品前必須確認該藥品的儲存方式，以避免藥品壞掉。一般口服錠劑或膠囊要保存在通風乾燥陰涼處，不要放在會直接照射到陽光的地方。若家中有小朋友，也必須避免放在小朋友可拿取的地方，以防止小朋友誤食。而需要冷藏的藥品，如有些小兒用的抗生素水劑、栓劑、眼藥水或是胰島素針劑等，通常在藥盒或藥袋上會註明此藥是否需要冷藏。若不清楚保存方式，領藥時也可以詢問藥師。

此外，儲存在家中的藥品也必須定期的檢查保存期限是否過期。通常沒開封過的藥品，儲存期限可依據藥品上的標示。但若藥品已開封，則必須依照該藥品指示於期限內使用。如眼藥水通常開封一個月後就不應該再使用，或是小兒用的抗生素水劑通常三到七天內用完。因為藥品開封後可能已經受到外面細菌的污染，或是接觸空氣後失去效果，若繼續使用反而會有反效果。因此，若藥品已經過期，則應丟棄或拿到醫院請藥師處理。

執筆藥師｜廖敏惠藥師

一般用藥

如何使用眼藥？

Q

這幾天眼睛有紅腫現象，看了眼科，醫師開了藥水要我按時點，請問藥水應該怎麼點才正確？

A

眼睛是人體最敏感的器官，若不正確的使用眼藥，可能會造成眼部的傷害，影響視力，若結膜、角膜受損而引起慢性眼疾，甚至有可能導致失明。所以要正確的使用，才能不傷害眼睛並達到預期中的治療效果。

一般眼用製劑主要分為兩種：眼藥水和眼藥膏。兩者用法一樣，都是將頭微微向後仰起，用食指將下眼皮輕輕的往下拉開，把藥水或藥膏滴或擠在下眼瞼的裡側，然後閉上眼睛，慢慢的轉動眼球，讓藥水或藥膏均勻的分散在眼睛，不要將藥水或藥膏直接滴或擠在眼球上。為了增加眼藥水與眼睛的接觸時間，在點完藥水後，最好能閉上眼睛數分鐘，或用手指壓住眼內角靠近鼻端處，防止藥水進入鼻淚管排泄掉，以提高藥效。

一般眼用製劑的使用，有幾點注意事項：

- 使用前須先清洗雙手和清潔眼垢，在點眼藥的時候要避免藥瓶處碰到眼睛或眼瞼，以免造成藥品的污染。
- 同時點兩種藥品的時候，兩者間最少要間隔五分鐘以上再點另一種，避免第二種藥品會將第一種藥品沖擠掉。
- 同時點眼藥水與藥膏的時候，要先使用藥水之後再點藥膏。

- 需要冷藏保存的眼藥水，使用前應先用手掌溫暖藥瓶，以免藥水太冷而刺激眼球，造成眼睛的不適。
- 眼用製劑開瓶使用後一個月，建議應該丟棄不再使用，避免藥品因開瓶放置過久遭受污染。
- 藥品的保存除非有特別的指示，一般都應該放在乾燥陰涼、小孩子拿不到的地方，和避免陽光的直接照射。

執筆藥師｜鄭秀娟藥師

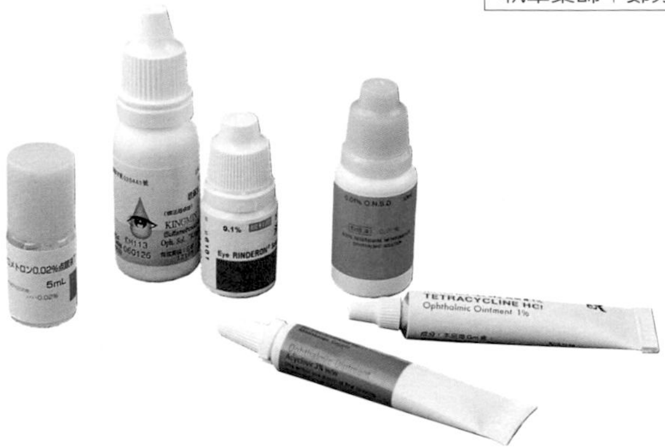

▲眼藥主要可分為眼藥水和眼藥膏兩種。正確使用，才能達到治療效果又不傷害眼睛。

一般用藥

如何使用點耳劑？

Q

這幾天耳朵不舒服，看了耳鼻喉科，醫師開了藥水要我按時點，請問藥水應該要怎麼點？還有醫師怎麼開眼藥水給我呢？是開錯了嗎？

A

耳朵有不舒服的症狀時不可輕視，如同身體的其他器官部位，耳朵也容易罹患一些疾病，如果不即時的正確治療和使用藥物，可能會造成聽覺上的傷害，甚至失聰。耳部的感染一般主要為局部性的用藥，在急性炎症階段應輔以全身的治療。

耳藥水的用法是躺著側臥，要滴藥的耳朵朝上，為保持耳道通暢，大人應該將外耳往後上方輕提，小孩應將外耳向後下方拉直，滴入適當的藥量，保持側臥數分鐘，使藥水流入耳朵內部。滴完若有藥水從耳道流出來，應用沾有藥水的棉花棒擦拭。若自己使用耳滴劑不方便不順手時，應該請他人幫忙確保藥水確實流入耳腔內。

一般耳用劑的使用須注意下列幾點事項：

- 滴管或藥瓶要避免碰觸到耳朵或其他物品，以免藥水受到污染。
- 使用完後的滴管或藥瓶無需用清水沖洗或擦拭，以免污染藥水。
- 儲存在冰箱的耳藥水，使用前要先用手掌溫暖藥瓶，以免藥水太冷而刺激到耳朵。

● 藥品的保存除非有特別的指示，一般都應該放在乾燥陰涼、小孩子拿不到的地方，和避免陽光的直接照射。

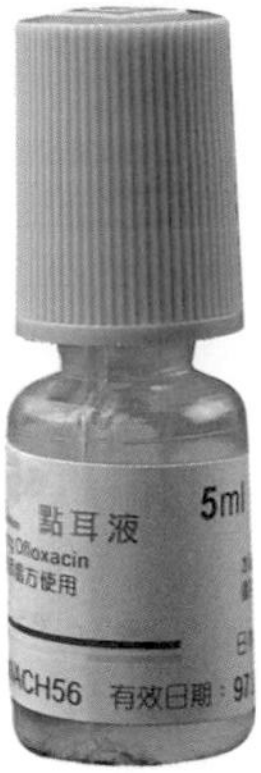

▲點耳劑

有些民眾看完病去領藥，會發現看的是耳鼻喉科醫師，開的卻是眼用藥水。眼藥水可以用在耳朵嗎？一般受限於耳製劑的種類少，所以醫師會斟酌需要開立一些不是耳製劑，而是眼用的藥水作為耳朵的局部治療，由於眼睛是身體最敏感的器官，所以可以點在最敏感的部位的眼用製劑，用於耳朵絕對不會引起耳朵的不舒服或不適，但反之絕對不可。下次看到耳鼻喉科開眼藥水，無須過度緊張，以為醫師開錯藥了，但仍須謹慎詢問，維護自己知的權利。

執筆藥師 | 鄭秀娟藥師

一般用藥

如何使用栓劑？

長期以來，解便常解不出來，一直便秘，醫師有開通便的口服藥，不過效果不太好，這次醫師就加開栓劑，因為是第一次使用，請問栓劑該怎麼用呢？

一般栓劑可分為肛門和陰道使用的，肛門用的栓劑大多為退燒和痔瘡的治療，陰道栓劑則為陰道感染和賀爾蒙的補充。栓劑的使用，首先應先清洗雙手，然後除去外包裝，在塞入肛門或陰道時，最好先用溫水潤濕或塗上少許凡士林，使栓劑保持潤滑，以免太乾燥對黏膜造成損害。

兩種栓劑的使用方法說明如下：

- **肛門栓劑使用方法**：在塞入時，身體應該保持側躺，將腿部往腹部彎曲，用一隻手把臀部稍微向上提，露出肛門口，再用另一隻手把栓劑由比較尖的一端塞入肛門內（最少2.5公分深度），然後夾住兩臀，因為肛門受到外來的刺激，會有排便感產生，所以必須保持躺姿大約十五分鐘，以免栓劑被排出。

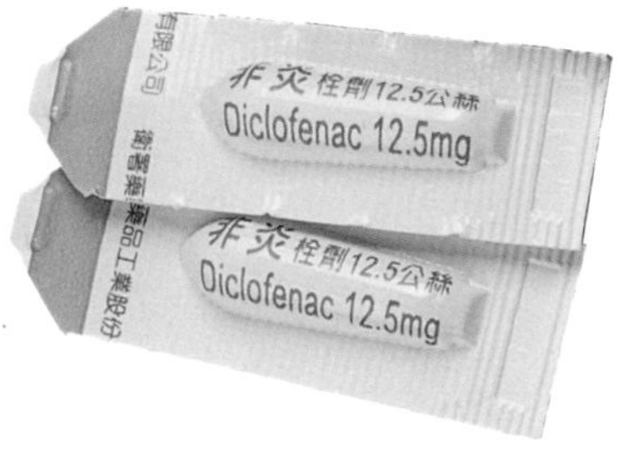

▲肛門栓劑

● **陰道栓劑使用方法**：仰躺，雙腳往腹部彎曲，雙腿分開，用手或是利用推入器將陰道栓劑推入陰道內部深處。

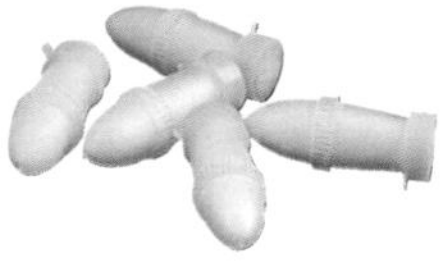
▲陰道栓劑

使用栓劑須注意下列幾點事項：

1. 當藥物包裝不完整的時候，應該丟棄不再使用，以避免藥物暴露在空氣中產生變質、藥效降低或是受到污染。
2. 栓劑使用前後，雙手都必須做徹底的清潔動作，避免手部的病菌和肛門或陰道的病菌互相污染，造成其他部位的感染。
3. 使用後如果有黏稠或水水的液體從肛門或陰道流出來，這都是屬於正常現象，不須過度緊張。
4. 陰道栓劑的使用，即使在月經期間，仍要繼續用藥，不可自行停用，除非醫師有特別指示。
5. 孕婦需使用陰道栓劑的時候，不可以使用陰道推入器，避免對陰道刺激，使子宮產生收縮而導致流產的可能。
6. 陰道栓劑使用的期間應該儘量避免性交，若性交應使用保險套，避免伴侶間互相感染。

藥物的保存，除非有特別的指示，一般都應該放在乾燥陰涼、小孩子拿不到的地方，和避免陽光的直接照射。

執筆藥師｜鄭秀娟藥師

老人用藥

老人家的藥常常忘記吃或多吃一次，怎麼辦？

Q

我爸爸八十歲了，同時患有高血壓、糖尿病和心血管疾病，每天要吃下超過十顆的藥丸。藥不只是分三餐飯後吃，還有餐前與睡前的藥。光是藥的種類和服用的時間，就令人眼花撩亂。麻煩的是，他又不識字，看不懂藥袋的指示，完全憑經驗，根據藥丸大小和顏色判斷什麼藥是降血壓、什麼藥是降血糖。有時是忘記吃，要不然就是吃錯藥，甚至多吃一次，是不是有什麼方法可以避免吃錯？

A

因為身體老化，使得聽力、認知力、記憶力均呈現退化，造成病患的教育較為困難，而藥物的代謝、分布、吸收排泄也與年輕時不同，導致老人用藥的問題，而常見的問題包括了：**重複給藥**、**忘記吃藥**、**吃錯藥**、**吃錯時間**，造成藥品的副作用發生率增加，解決的方法有：

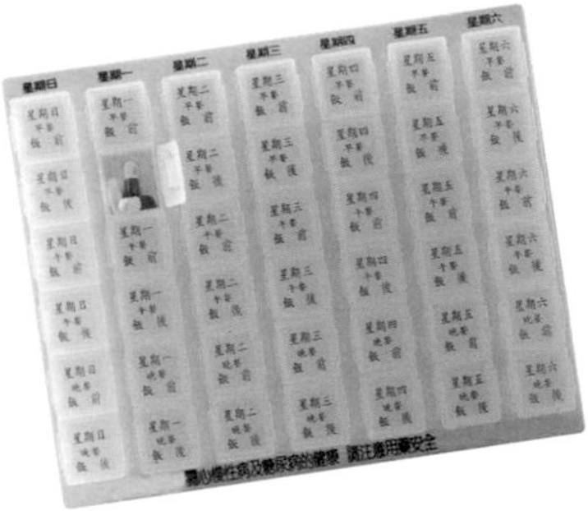

▲藥物分類盒

- **使用分類盒**：若是服用種類和時程複雜，照顧者或病患本身可使用藥物分類盒，按日期與時間先行分類。老人每次服藥只要依序打開一格便可。但記得將藥分裝入盒時，不要將原來醫院分裝的藥袋丟棄，以免萬一發生任何用藥問題時，沒有資訊可供參考。
- **做提醒裝置**：有時，老人家會連分類盒都忘了照時間打開。家人不妨幫老人家設鬧鈴裝置，現在也有市售的醫療器材可兼具提醒服藥的功能。或者，可列張服藥清單，每吃完一次藥就做記號，避免忘了吃或者重複吃。對於不識字的老人家可儘量用簡單明瞭的圖畫和數字提醒。例如早上畫太陽，晚上畫月亮。或者幾月幾號早、中、晚等。

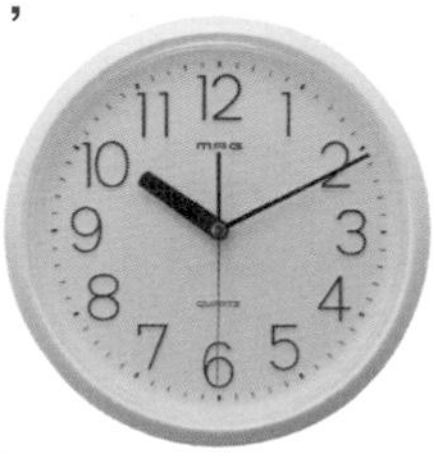

- **固定醫院或醫師**：固定醫院和醫師，除了可有完整的病史和用藥紀錄供醫師開立處方參考外，也避免跨多科別重複開藥，增加服藥複雜性和各種藥物引發的問題。
- **簡化**：病患或照顧者可主動要求醫師儘量減少藥物的種類和服用的次數。
- **吃錯藥時**：發現吃錯藥時，若老人家沒有任何症狀，可先打醫院藥物諮詢專線問藥師。若有如嘔吐、呼吸急促、意識不清、昏倒、心臟衰竭，就要立刻送急診。不可催吐，因為可能造成老人食道灼傷、吸入性肺炎等更嚴重的問題。

目前各醫療院所的藥袋都有衛福部規定的十三項標示，是一個很好的藥物資訊來源；老人家因為所患的慢性病不同，服藥需注意的事項也不同，不過有幾項是共通的，例如：**一定要按照醫囑吃藥、不要任意停藥、不要服用來路不明的藥物、不要任意聽信廣告不實的藥物宣傳、對於自己服用的藥物有任何不清楚的地方，一定要詢問專業的藥師尋求協助**，這樣才能有效控制病情，享受有品質的老年生活。

執筆藥師｜楊慧心藥師

老人用藥

老人家需要吃更多藥來保養身體嗎？

Q

年紀大了以後，子女常常買很多保健食品給我吃。孩子怕我身體愈來愈差，一會兒是魚油，一會兒又是綜合維他命，還有最近很流行的保護膝蓋的藥。為了不辜負孩子的好意，我只好都吃。但平常又有固定到醫院去拿藥，因此每天光是吃藥就吃飽了，這樣真的對身體好嗎？吃這麼多藥會不會增加身體的負擔？

A

吃藥本來對身體而言就是一種負擔，應該針對疾病治療來吃藥，但當人隨著年齡的增長，生理機能也會慢慢衰退。有些藥品可以幫助我們維持正常的生理機能，比如降血壓藥或降血糖藥等，這時就要按時吃藥才能保持良好的健康。

但老人家吃藥又必須要特別注意，有許多方面會影響藥品在體內的作用，如：

- 胃腸道功能變差，影響藥品吸收。
- 腎功能退化，藥品排出變慢。
- 身體脂肪比例增加，使脂溶性藥品容易在身體內堆積。
- 肝臟代謝能力變差，使藥品無法代謝。
- 血液循環較差，容易受一些降血壓藥品影響，導致姿態性低血壓。
- 營養攝取不足，使血中白蛋白減少，進而影響與白蛋白結合率高的藥品之藥效，如抗痙攣用藥等。

另外，除了生理機能的衰退，老人家常常同時有多種慢性病，必須同時服用多種藥品，很容易造成藥品之間互相影響作用的問題。通常服藥後的不良反應為意識不清、腸胃出

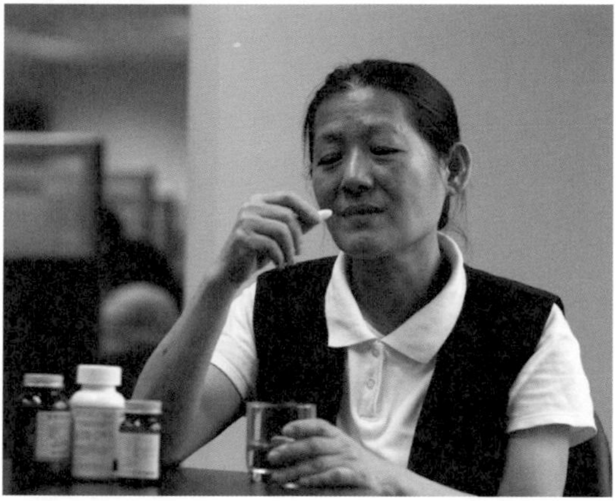
▲因為生理機能衰退，老人家用藥時要特別注意，避免不良反應產生。

血、心律不整、低血壓等。如何避免不良反應發生，最好的方式當然是事先預防，看病時儘量將自己身體症狀和目前用藥告知醫師。另外應避免使用來路不明、成分不明、標示不清的藥品。而服藥後若覺得身體不適，必須立刻回診，詢問醫師或藥師自己服用的藥品是否正確。當然，詢問醫療人員時也必須記得攜帶目前服用的藥物與藥名。因此，如果有將藥品分裝習慣的病患，記得把醫院的藥袋留下來，以免到時用藥有問題，卻無法確認是哪一種藥物。

執筆藥師｜廖敏惠藥師

老人用藥

哪些藥是老人家要小心使用的？

Q

我爸爸上星期因為噁心、嘔吐掛急診，嚇壞我們全家。他長期有心血管的疾病，經醫師診斷，才知道是因為他之前走路、爬樓梯時覺得心臟沒力，自己認為可能是藥的效果不夠，於是就多吃，導致藥物中毒，造成心跳減慢、噁心、嘔吐。不知道除了毛地黃要小心使用外，還有其它藥是老人家要特別注意的嗎？

A

老人家因為生理機能衰退，使得胃腸道功能變差，影響藥物吸收；腎功能退化，使得藥品排出變慢，當給予一般成人劑量時，往往也會造成毒性。此外，身體脂肪比例增加，親脂性藥物容易在體內堆積（Benzodiazepines）；肝臟代謝能力變差，藥物易蓄積在體內；血液恆定機能不足，藥物引起的姿態性低血壓的機率上升；腦組織退化，會改變對藥物的敏感性；營養攝取不足，會使血中白蛋白減少，影響與白蛋白結合率高的藥物分佈，或是造成低血鉀，低血鈣。

由於上述種種原因，易使老人產生藥物不良反應，需注意下列幾項：

- **類固醇、非類固醇消炎止痛藥**。
- **神經系統用藥**，如抗痙攣劑、止痛劑。
- **抗生素**。
- **支氣管擴張劑**。
- **便秘**。便秘是老年人常見的問題，在服用膨脹性瀉劑時，須小心被噎到。此種藥物多為粉末或顆粒狀，用冷水沖泡後服下，或放口中用大量水吞服。如未服用足量的水，可能引起食道阻塞，症狀為胸痛、嘔吐、口水過

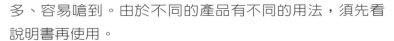

多、容易嗆到。由於不同的產品有不同的用法，須先看說明書再使用。

- **心臟病**。老人家若有使用硝化甘油類的心臟病藥，不要使用威而剛，因為血壓可能突然下降，而造成致命的休克或昏迷。有心臟病或高血壓的病患要使用威而剛、樂威壯等之前，最好能請教醫師，其他心臟血管用藥，例如：毛地黃強心劑、抗心律不整藥物、降血壓劑，也要特別小心使用。
- 某些**降血壓藥**，如Alpha-blockers可能引起性功能障礙，對此方面在意的病患，可詢問醫師是否可以改藥。
- **青光眼**。有隅角狹窄性青光眼的病患，在看病前，應告知醫師，或者選用成藥時，應告知藥師，因為併用某些藥，會使眼內壓上升，加速青光眼惡化。例如：抗組織胺、散瞳劑、三環抗憂鬱劑、副交感神經抑制劑等。抗組織胺常用於過敏、流鼻水、暈車暈船，一些綜合感冒糖漿劑就常含有抗組織胺；一些胃腸用藥（例如：征露丸）則常含有副交感神經抑制劑。
- **口服降血糖劑、胰島素**也要小心使用，另外糖尿病患在服用糖漿劑時，需注意血糖控制或有可能掩蓋低血糖症狀。
- **攝護腺肥大**。攝護腺肥大的老人家，使用成藥、指示藥時也要注意，因為某些藥的副作用，會造成尿液滯留，有可能使排尿更為困難，例如一些綜合感冒糖漿劑常含有抗組織胺或副交感神經抑制劑。另外，治療攝護腺肥大病患，所使用的某一類藥，會造成血壓下降，所以是否有服用高血壓藥，應告知醫師，自己也要注意血壓的變化。

- **鉀和鎂離子**，和很多藥物一樣，依靠腎臟來排除，因代鹽中含有鉀離子，所以腎臟病患不要使用代鹽，另外用藥及瀉藥中常含有鎂離子，腎功能不好的人，應減少用量或避免使用，由於腎功能退化，藥物排出變慢，給予一般成人劑量常會造成毒性。
- **使用中樞神經系統用藥**，例如鎮定劑，其效果會非常持久，若須使用時，劑量應從比一般成人降低一半的劑量開始，抗憂鬱劑也要注意可能有不良反應產生。
- **具肝毒性的藥物、經肝排除的藥物**。
- 老人家對藥物的耐受性差，所以使用**抗組織胺**，要注意避免使用超過建議量，因為對一般人產生的副作用是想睡，對老人家卻可能產生興奮作用，造成失眠或神經緊張等症狀。

執筆藥師｜楊慧心藥師

兒童用藥

乳酸菌是什麼？

Q

孩子鬧腸胃炎，一天之內腹瀉超過五次了，醫師除了開抗生素之外，還要我們自費購買乳酸菌。但是腸胃炎不就是腸胃道有細菌感染，現在除了要吃抗生素，另外又要再吃一堆細菌到肚子裡，不是太可怕了嗎？

A

乳酸菌是益生菌的一種，也可以說乳酸菌是益生菌的代表，它是有益人體的細菌。乳酸菌到底有什麼功能？依健康食品法嚴格的要求，雖然有些乳酸菌經過千百年經驗累積證明，目前仍然處於「健康的食品」的範圍。而同一種名稱的乳酸菌，可能是從不同來源或菌株分離出來的，在活性、溫度及酸鹼耐受性可能會有很大的差異，到人體之後的效果也會有差別。

學者推論，乳酸菌會在體內對病原菌造成立體障礙，使病原菌無法接觸到疾病的接受體，因此無法附著導致病症。

另一推論是，這些乳酸菌刺激了宿主的免疫系統而能有效的發揮免疫防禦功能。

乳酸菌的種類很多，簡單介紹如下：

- **嗜酸乳桿菌**（Lactobacillus Acidophilus）：也就是大家所熟知的A菌。嗜酸乳桿菌被研究得相當廣泛，舉凡降低膽固醇、抗病原菌、免疫調節、抗癌等方向都曾被研究過。其中在對抗病原菌（細菌）方面，從許多的研究報告當中發現，嗜酸乳桿菌在對抗幽門桿菌（Helicobacter Pylori）、沙門桿菌（Salmonella）及志賀氏桿菌（Shigella Sonnei）相當有效。這些病原菌往往會造成消化道方面的疾病，例如志賀氏桿菌即是痢疾桿菌之一。

- **芽孢乳酸菌**（Bacillus Coaglans）：是一個相當耐酸的菌株，可以有效的通過胃酸及膽汁的考驗進入腸道。在乾酪乳桿菌的實驗研究中，發現此乳酸菌對兒童輪狀病毒胃腸炎（Rotavirus gastroenteritis）而造成腹瀉症狀的減輕具有成效。另外針對兒童在托兒所常患的腹瀉疾病的減輕，芽孢乳酸菌也有相當的幫助。
- **比菲德氏菌**：也就是所謂的B菌。依學者研究，人類腸道內有上百種以上的細菌，分成好菌、壞菌及中性菌。嬰兒在出生後第一天至第二天時，大腸菌、腸球菌、梭狀菌首先在腸道內出現。二到三天以後，比菲德氏菌開始出現，而且立刻快速發展成腸內最優勢的菌種，同時減少及抑制大腸菌等其他腐敗菌的滋生。學者還發現，比菲德氏菌在吃母乳的嬰兒腸道中的數量比吃其他種類乳製品的嬰兒高四倍到五倍。但隨著年紀的增加，比菲德氏菌的數量逐漸減少。到老年時，比菲德氏菌的數量更少，大約是嬰兒期的1%，取而代之的是一些有害的細菌。由於在嬰兒期比菲德氏菌的數量在腸道中佔有絕對的優勢，一直被學者認定是嬰兒預防感染最重要的原因；比菲德氏菌的價值一直被普遍的肯定。

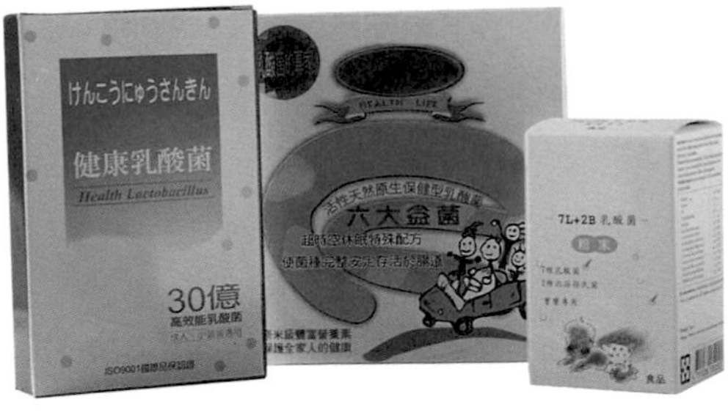

幼兒在某些感染疾病的治療中，醫師會給予抗生素治療，而抗生素對於細菌一視同仁，見菌就殺，以致於腸內益菌也遭殃。這種情況下，腹瀉的症狀就出現了。腹瀉的結果造成營養不易吸收，對抗疾病能力也會減弱，因此很容易再遭病原菌感染，如果又持續使用抗生素，再造成腹瀉，如此變成了惡性循環，所以此時併用乳酸菌調整腸道菌落叢是相當重要的。

執筆藥師｜劉采艷藥師

兒童用藥

小孩發燒怎麼處理？

Q

我的小孩因為感冒，昨天晚上開始發燒，醫師要我不必急著幫孩子退燒，但是我還是很擔心。還有，發燒到攝氏38度可以用退燒藥嗎？口服及栓劑有什麼不同效果？

A

發燒本身是沒有什麼嚴重的，小孩子高燒能安全的承受到攝氏41度。無論溫度計上面的數字顯示的是多少，發燒表示孩子的免疫系統正在工作。

我們都知道人體的正常體溫約為攝氏37度。但是這個數字時常由於一些原因而變化，如孩子衣服穿的多少、是否有劇烈活動等。當孩童肛溫超過攝氏38度，口溫超過攝氏37.5度，或腋溫超過攝氏37度稱之為發燒。發燒通常只是病毒或細菌感染的反應，身體的免疫系統對這個入侵者很敏感，發送信號給大腦讓體溫上升。因此發燒不是病，而是感冒或感染的一種症狀。

雖然大部分發燒都不需要驚慌失措，但如果是新生兒，或兩個月以下的嬰兒發燒，可能是由於嚴重的細菌感染所造成，醫師通常都會很嚴肅的對待。

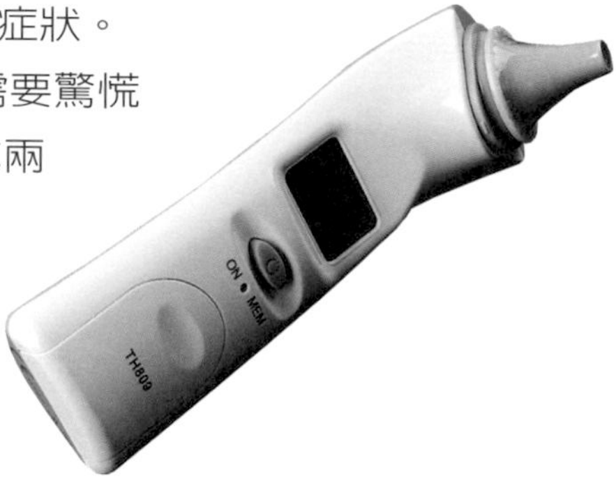

一旦嬰兒兩個月大以後，發燒就不是一件緊急的事了，醫師建議不要太在意溫度計上的數字，而是要觀察孩子是否無精打采或者是沒有胃口？當然，發燒會讓孩子感到不舒服。

小兒用的退燒藥有水劑、錠劑、栓劑和針劑，一般以水劑較為溫和。像Aetaminophen有做成錠劑及水劑兩種，如小兒普拿疼口含錠、小兒普拿疼糖漿，都是在攝氏38.5度的時候使用，每次使用需間隔六小時以上。另一種常見的口服退燒藥Ibuprofen（Brufen，依普口服懸液），效果比較快速且明顯，但需六個月以上的嬰兒才可使用，因為有可能導致嘔吐或脫水的副作用，每次使用需間隔八小時以上。肛門栓劑Diclofenac Na（Voren Supp，非炎栓劑）建議發燒到攝氏39度時才使用，因為由直腸吸收，效果快速，如果密集使用容易退燒過度，體溫陡降，或是反覆刺激肛門，造成腹瀉。當小孩拒絕吃藥時，此藥非常方便。

上述所有的退燒藥，在退燒效果不佳的情況下可以互相交替使用，但要注意每一種退燒藥的使用時間必須間隔兩小時以上。此外，含阿斯匹靈（Aspirin）類的退燒藥（小兒溫刻痛）會增加「雷氏症候群」的機會，故小朋友發燒除非確定為「川崎症」，否則一般不建議使用阿斯匹靈。

執筆藥師 | 劉采艷藥師

兒童用藥

如何餵小孩吃藥？

Q

我的孩子因為細菌感染，醫師說要吃四天的抗生素，我每次都依照指示倒5c.c.的粉給孩子吃，但是不到兩天藥就沒有了，是不是醫師給的藥量不夠？

A

小兒細菌感染常用的抗生素糖漿包括：Amoxicillin and Clavulanic Acid（Augmentin，安滅菌糖漿）、Amoxicillin（萬博黴素）、Azithromycin（Zithromax）日舒懸浮液用粉，這些抗生素多半製成乾粉懸液，必須經過加水稀釋後才可以使用。在餵食小孩時，一些父母常直接將乾粉倒出使用，小孩因此服下的藥量比處方實際藥量大上好多倍，而產生藥物過量的危險情形，等到再向藥師諮詢時，才知用藥錯誤。餵食藥粉時，可將其他藥水和藥粉一起混合攪拌使用，若沒有藥水，可以糖水加入藥粉一起餵食，千萬不可以直接將乾粉倒入口中餵食，或以量杯量取和水劑相同藥量的乾粉。

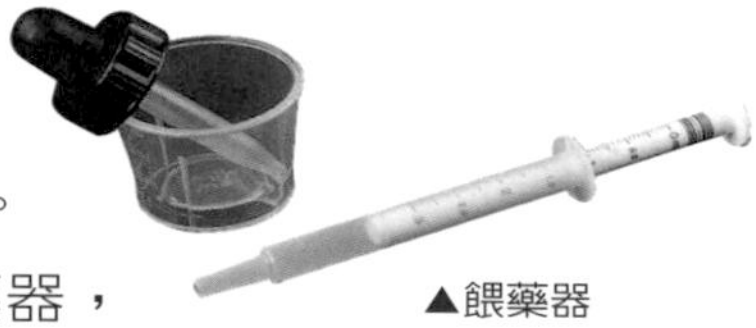
▲餵藥器

餵食藥液前應依藥量選擇餵藥器，每次藥量大於5毫升者，可用小量杯取用；小於5毫升者，用滴管或口服注射器較準確，像乾粉泡成藥液黏稠性較高，或毛地黃毒性較高的藥以口服注射器較適合，可較準確量取及減少藥品殘留。餵藥時，可將藥水沿著小孩口腔兩側慢慢倒入，一次只給少量藥品以防嗆到，千萬不可對著咽喉直接注入，以避免造成吸入性肺炎。可用言語鼓勵幼兒，平時也讓幼兒多熟悉量具，減少幼兒對服藥的恐懼感。

執筆藥師｜劉采艷藥師

婦女用藥

什麼是藥物懷孕分級？

什麼是藥物懷孕分級？不同分級對胎兒有什麼不同影響？

懷孕前三個月是胎兒頭、心臟、耳朵、眼睛、肢體、生殖器等器官形成期，因此藥物對胎兒的影響很大，但也並非所有的藥物對孕婦都有害。美國食品藥物管理局根據臨床研究結果將藥物對孕婦的使用分級分為五種：A、B、C、D、X。

A級用藥是經過嚴謹的人類研究，對孕婦沒有會導致胎兒畸型之虞，為安全的藥物，孕期維他命即屬此類。**B級用藥**是在動物實驗確定不會危害胎兒，但缺乏人類的研究報告；或在動物實驗發現不良作用但人類實驗確定沒有不良作用。許多常用藥物即屬此類，像盤尼西林抗生素，因此B級用藥對於一般孕期仍屬安全用藥。而**C級用藥**是指在人類或動物沒有適當的研究；或動物實驗有不良作用但缺乏人類研究報告，如某些抗精神症狀藥物及止痛藥，在使用上就要小心。**D級用藥**則是對胎兒有不良影響，當衡量會危及孕婦的生命安全時就會選擇D級藥物。如一些抗癲癇藥物：Carbamazepine及Phenytoin。

X級用藥的致畸胎作用明顯大於任何好處，一般孕期禁用。如治療青春痘藥物：維他命A酸（Isotretinoin）就是屬於X級，因為它會引起神經系統、臉部、心臟發育的異常，女性在服用A酸的一個月內不可以懷孕，在服藥期間與停藥後一個月亦不能懷孕。

執筆藥師｜劉采艷藥師

婦女用藥

藥物在不同孕期對胎兒的影響為何？

Q

我因為騎車摔倒，必須服用一些抗生素及止痛藥。但我已經懷孕四週了，到底能不能吃藥？

A

藥物對胎兒的影響，主要決定於投藥時間及藥物種類，所以醫師會分析這兩個因素，作為孕期用藥的危險度依據。投藥時間，一般是將孕期分為三期：

- **著床前期**：受精至兩週後，這段時間又稱「有或全無」，即如果藥物造成的傷害夠大，胚胎會死亡，如果沒有死亡則不會影響發育。這段時期可說是孕婦最常在不自知懷孕的情形下服用藥物，藥物本身如果沒有致畸胎性，則可以放心，但如果是屬於危險藥物，則可能會引起胚胎死亡而流產。
- **胚胎時期**：在受精後二至八週，這個時期最為重要，因為是器官形成的關鍵時期，如中樞神經系統、心臟、耳朵、眼睛、肢體、生殖器等都在此時形成。更詳細的說，心臟在受精後三週半至六週形成，如果此時吃進對心臟發育有害的藥物則易引起心臟發育異常。
- **胎兒時期**：受孕九週以後稱之，此時藥物影響主要在於功能發展上，如孕婦酗酒會引起胎兒腦部功能障礙；或如在二十週到二十五週，某些藥物影響導致羊水過少，則胎兒肺部功能不全。

在藥物種類方面，要考慮的是藥物本身的安全性，依據美國食品藥物管理局的建議，將藥物懷孕分級為A、B、C、D、X類。而抗生素及消炎止痛藥大多屬於C級，亦即在人或動物沒有適當的研究，或動物實驗有不良作用但缺乏人類研究報告。

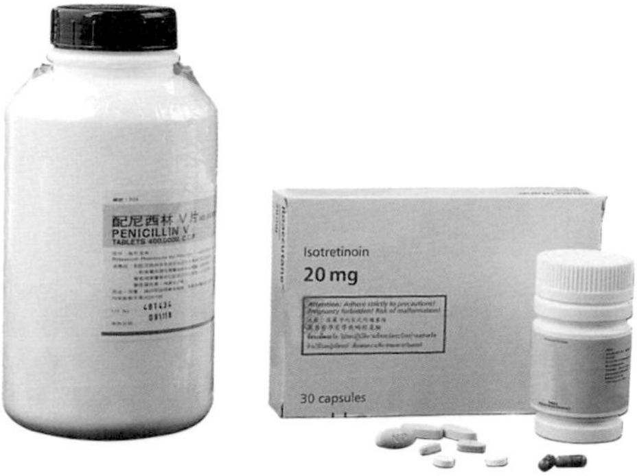

▲確實遵守藥物懷孕分級，才能保護孕婦與胎兒。

孕婦雖然必須謹慎用藥，但須有一個觀念，胎兒出生時之先天異常率約達3%，而藥物的影響一般可再增加1%到2%的危險度，明顯的致畸胎藥物可能上升先天異常危險率二到三倍。所以孕婦儘量避免孕期服藥，如果必須用藥或不慎吃到任何藥物，則應請醫師分析服藥時機及藥物種類的相對危險度。

執筆藥師 | 劉采艷藥師

婦女用藥

賀爾蒙療法的安全性如何？

Q

更年期症狀用女性賀爾蒙來治療，到底會不會增加罹患癌症的機率？

A

更年期服用賀爾蒙，確實有助於減緩更年期的一些症狀，包括熱潮紅、陰道乾澀、頻尿，並且減少罹患骨質疏鬆指標的嚴重度，但是並沒有減少臨床疾病的發生，例如：心臟病、骨折的機會。但自從美國國家衛生研究院（WHI）公佈賀爾蒙補充療法的危險性之後，更年期要不要服用雌激素？使用後會不會增加乳癌的發生率？引發大部分更年期婦女對此的討論與疑慮。

美國國家衛生研究院在二○○○年進行一項大規模實驗計畫，自二○○○年至二○○五年，總共收集161,000名志願婦女，年齡介於五十到七十九歲之間，平均為六十三歲，平均服用五．二年，觀察賀爾蒙補充療法的危險性，但不探討療效。該研究所使用藥品為Prempro（二合一賀爾蒙 Conjgated Equine Estrogen 0.625mg／Medroxyprogesterone 2.5mg），在台灣的上市名稱為Premelle 2.5。

研究結果發現，以10,000名更年期婦女計，其**危險性**包括：心臟病每年由0.3%增加至0.37%、中風每年由0.21%增加至0.29%、乳癌每年由0.3%增加至0.38%、血栓每年由0.16%增加至0.34%；**好處**則為：大腸直腸癌每年由0.16%降至0.1%、髖骨骨折每年由0.15%降至0.1%。美國國家衛生研究院根據這項計畫的結果，建議已經在服用Prempro者應該停藥，因為研究顯示壞處多於好處。但子宮切除者因為只使用雌激素 Premarin，其危險性並沒有增加，所以可以繼續使用。此外，內科年鑑（Annals of Internal Medicine）根據上述實驗，加上臨床其它一些研究為基礎綜合分析後，在二○○五年，發表於美國預防工作小組（US Preventive. Services Task Force）的最新建議表示，曾做過子宮切除手術之更年期婦女，最好不要是為了預防骨質疏鬆、中風或心臟病而使用雌激素補充療法。因為雌激素雖然可以減少骨折風險，但固定服用雌激素所帶來的傷害，如：血栓、中風、癡呆及認知能力損害等，卻是得不償失的。

雖然研究結果否定賀爾蒙療法對更年期的助益，但是台灣婦女與美國婦女在流行病學與體質差異上，可能導致該項研究結果不一定適用於台灣婦女。不過當必須以賀爾蒙治療更年期症狀時，就必須注意以下事項：

- 未切除子宮者必須配合使用黃體素，以避免動情激素的不斷刺激使子宮內膜增厚，增加子宮內膜癌的機率。
- 必須定期抽血檢驗血糖、肝功能、血脂肪、膽固醇和子宮頸抹片檢查。
- 除了每月自我檢查乳房之外，醫師還必須針對高危險或有症狀婦女，實施乳房攝影（每年1次）與乳房超音波檢查（每半年1次）。

更年期的症狀不一定需要使用賀爾蒙療法，想要以賀爾蒙治療更年期症狀之婦女，其實可以先與自己的婦產科醫師討論，由醫師經過詳細的評估後，再開立處方，如此，才能保障用藥安全。

執筆藥師｜劉采艷藥師

成藥與保健藥

感冒藥中的PPA可能對人體造成什麼危險？

Q

每當有感冒症狀，總習慣至藥局購買綜合感冒藥，但有新聞報導指出，感冒藥所含的PPA（Phenylpropanolamine）可能造成腦中風的危險，是真的嗎？

A

在二〇〇〇年美國有研究發現，綜合感冒藥或減肥藥中所含的PPA，可能增加女性病患出現出血性腦中風的危險性。PPA具有擬交感神經作用，可促進血管收縮，在綜合感冒藥中常作為鼻充血解除劑，從藥物作用機轉來推論，PPA造成出血性腦中風之機轉，可能和其血管收縮作用造成的血壓上升有關。PPA在臨床上常見的副作用還包括有心律不整、暫時性高血壓、焦慮、失眠、噁心、嘔吐、排尿困難等等。

PPA引起的出血性腦中風和服用劑量有關，若以較高劑量作為減肥用藥，如超過每日150毫克時，會顯著增加此副作用的發生率。一般綜合感冒藥PPA含量約為25毫克，而國外也有報告指出，即使在此低劑量下，也可能因個人體質因素而導致出血性腦中風。

自二〇〇五年起，為避免消費者自行購買含PPA之感冒藥作為減肥用藥，或是未經醫師、藥師指示任意濫用，衛福部已開始嚴加管制PPA，自二〇〇六年七月，含PPA之鼻炎膠囊或綜合感冒藥與減肥藥應全面下架，或改以其它成分取代。

消費者自行購買成藥時，應特別注意藥品成分及仿單上警語，例如患有高血壓或心血管疾病、甲狀腺機能亢進者應小心使用，更不可為了快速緩解症狀就過量服用；當服用後症狀未改善應立即就醫，不應長期服用。 執筆藥師｜黃郁淳藥師

成藥與保健藥

魚油膠囊的作用及注意事項有哪些？

Q

魚油膠囊用於預防心血管疾病之建議劑量為何？長期服用魚油膠囊可能有何副作用？魚油和Aspirin（阿斯匹靈）能否一起併用？

A

魚油為國人經常食用的保健食品之一，在預防心血管疾病方面，已有研究報告指出，適當的攝取魚油，能夠降低血液黏稠度，維持血液流動性、減少不正常的血液凝集，清除血管壁上的膽固醇，進而防止動脈硬化，減少心肌梗塞、中風或血管栓塞之死亡率。

由於市面上販售的魚油，不飽和脂肪酸（EPA及DHA）的含量不盡相同，因此不同廠牌的魚油，每日建議用服用量也不盡相同。消費者在選購時，應同時參考魚油中EPA及DHA之含量，有心血管疾病的病患，每日服用含有EPA及DHA的總量為0.5到1.8公克之魚油，可減少心血管疾病的死亡率。另外，魚油並非魚肝油，魚油富含不飽和脂肪酸，魚肝油則主要含有脂溶性維生素A及維生素D，在選購時必須特別注意。

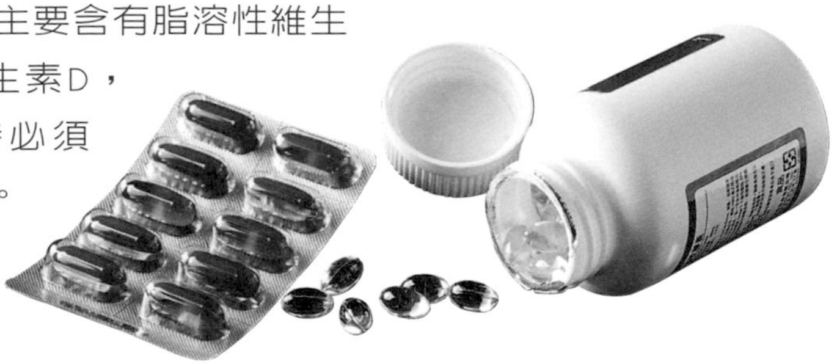

魚油的副作用和服用劑量有相關性，臨床上可能出現的副作用包括胃腸障礙、魚腥味覺、增加出血傾向、影響血糖控制及增加低密度脂蛋白等，當服用劑量為每日1公克時，極少發生上述的副作用，隨著服用劑量增加，副作用發生率也可能隨之上升。在國外有報告指出，少數個案每日服用3公克以上之魚油，可能造成出血的危險，因此建議魚油每日服用量超過3公克時，應經由醫師審慎評估。

魚油具有抗血小板凝集及抗凝血作用，可能增加抗血小板藥物（如Aspirin、Clopidogrel）或抗凝血劑（如Warfarin）之藥效，因此建議本身已有長期服用這些藥物的病患，若要併用魚油須事先請教醫師，並在醫師指示及評估下才建議使用。另外，若患有血友病或凝血功能障礙者，也不建議服用魚油，以免增加出血之危險性。

魚油含有多元不飽和脂肪酸，很容易被氧化而產生有害的過氧化物，因此多數的魚油都會添加少量的維生素E。如果藥品製作時並無添加，服用者則要自己再另外補充維生素E。

執筆藥師｜黃郁淳藥師

成藥與保健藥

維骨力可以治療各種原因引起的關節疼痛嗎？

維骨力（Glucosamine Sulfate， Viatril-S）近年來已成為民眾常用的關節保養用藥，不知此藥對各種原因引起的關節疼痛是否都有療效？可以自行購買且長期服用嗎？

維骨力並非適用於所有關節疼痛，目前主要用於緩解退化性關節炎（Osteoarthritis）引起的關節疼痛。退化性關節炎可能因老化、遺傳或環境因素，導致關節軟骨產生進行性破壞及磨損。由於關節軟骨可減少關節在活動時受到的磨擦及衝擊，一旦軟骨受到磨損，不僅關節較無法承受外力，關節軟骨下的硬骨長期互相摩擦的結果，更可能形成骨刺或關節腔狹窄而導致發炎、疼痛。

在藥理機轉方面，維骨力一方面可促進關節軟骨基質之合成，另一方面可促進關節滑液的產生，改善關節腔內滑液黏稠度，增加保護潤滑的效果。目前有研究顯示，維骨力持續服用一到二個月，可緩解退化性關節炎早期產生之疼痛，此外，在一項長達三年的研究也顯示，維骨力可能可延緩關節腔狹窄，進而改善骨關節炎的症狀。

由於維骨力長期使用後，僅能緩解骨關節炎早期（第一、二期）之疼痛症狀，而無治療療效，因此在美國並未核准為治療骨關節炎的藥物，但已普遍成為骨關節炎之營養補給品。

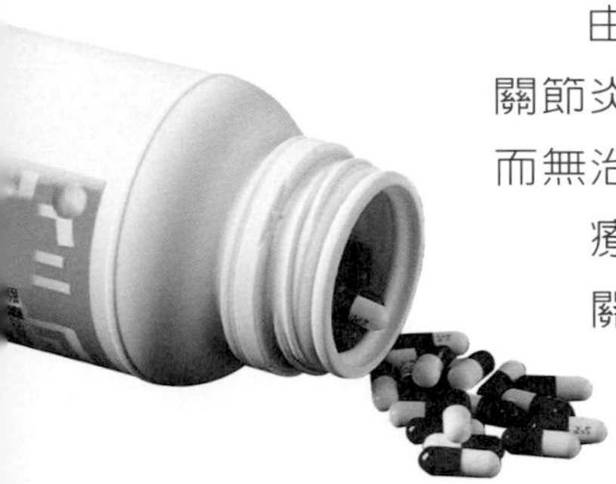

在國內，維骨力原本屬於醫師處方藥，近來也因長期使用的安全性佳，且其療效尚有爭議，因此，將來可能會由醫師處方藥變更為指示用藥，讓有需要的民眾自行至藥局購買，以節省健保資源。

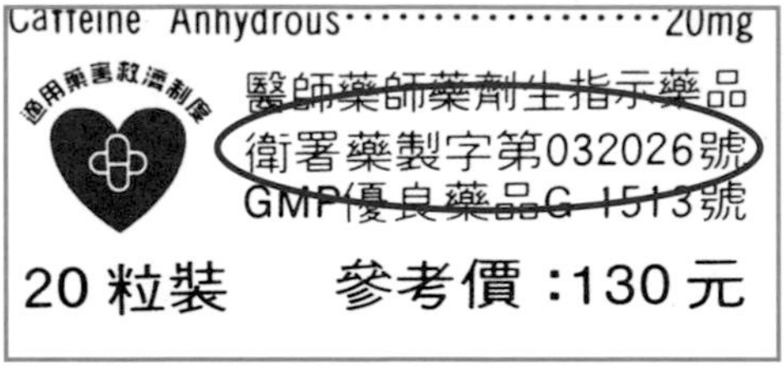

目前市面上有許多和維骨力同成分的葡萄醣胺製劑，且都為食品級。為了避免買到來路不明的偽藥，在購買時可注意藥品瓶身是否有清楚標示衛福部核准之中文許可證字號，藥品的中文仿單是否內容清楚（偽藥常為影印紙）。另外，不同廠牌之葡萄醣胺製劑可能有含量不等的鈉或鉀等鹽類，長期服用可能造成高血壓或腎臟病病患的負擔，因此民眾在選購時也應特別注意。

執筆藥師｜黃郁淳藥師

成藥與保健藥

維骨力就是鈣片嗎？

維骨力（Glucosamine sulfate）就是鈣片嗎？最近聽人家說維骨力可以用來補充身體裡的鈣，不但能幫助長高、存骨本，還能預防骨質疏鬆，請問我可以買來和家人一起服用嗎？

國人到美國旅遊，總不忘帶些售價比台灣便宜許多的維他命或營養食品，而現今在國外相當熱門的健康食品，號稱可以「保骨本」的維骨力（Glucosamine sulfate, Viatrils-S），更是孝敬長輩的熱門伴手禮。

維骨力是鈣片嗎？很多人都認為如此，所以常常想到的時候就吃，但卻不曉得其實維骨力是用來治療退化性關節炎。

維骨力在國外雖為「健康食品」，但在國內為「藥品」，即處方用藥，屬於軟骨保護製劑（Chondroprotective agent），必須由醫師開立處方才能使用，不過在市面上仍可見到含葡萄醣胺的食品在販售，但其不得宣稱療效。而近幾年，衛福部評估可能會將其由原處方藥改為指示藥，意指將不需持醫師處方箋即可購買。

維骨力的成分為葡萄醣胺，是人體內可自行合成的一種胺基糖，以具有黏度的黏多醣成分存在於軟骨與結締組織的各處，如關節處，其也是形成軟骨細胞重要的營養素之一。只是隨著年齡的增加，葡萄醣胺合成的速度趕不上分解的速度，於是體內及關節會缺乏葡萄醣胺，進而影響關節內細胞的新陳代謝，使得關節出現僵硬、發炎及疼痛難耐的症狀，如退化性關節炎（Osteoarthritis，簡稱OA），是人類常見的關節炎之一，由於軟骨結構的磨損，表面變得粗糙、厚度變薄，使得關節的負擔加重，造成關節變形、疼痛、行動不便。此時補充葡萄醣胺，可刺激受傷的軟骨組織進行再生，重建僵硬與耗損的關節組織，並使軟骨組織成分的分解與合成達到平衡，促使液體流向軟骨組織使關節變得更柔軟、更有彈性，因此可緩解關節炎時軟骨的惡化，有助於病情的改善。

目前衛福部核准可使用維骨力的疾病為因骨節代謝機能衰退引發之關節病，如：頸關節炎、骨關節炎、肩胛關節炎、膝關節炎、背關節炎、骨質疏鬆、骨膜硬化、腰痛、骨折。原則上每日最大劑量為750mg，分三次使用；若病情需要增加劑量，則須事前審查核准後使用。

雖然維骨力不是鈣片而是軟骨保護劑，但配合補充鈣質，亦可減緩骨質疏鬆症對關節的傷害。另一方面，維骨力是用來作為退化性關節炎治療，因為它的安全建議劑量及治療療程都尚未建立，如果把它當作營養補給品一味地大量服用，也不適當。所以目前維骨力仍然建議只能當作退化性關節炎的輔助性治療。

執筆藥師｜石美玲藥師

成藥與保健藥

吃鈣片真的可以預防骨質疏鬆症嗎？

Q

我已經超過四十歲了，常聽人家說要趁年輕時多吃鈣片，儲存骨本，將來老的時候才不容易得到骨質疏鬆症。請問吃鈣片真的可以預防骨質疏鬆症嗎？

A

骨質疏鬆症是骨組織受到破壞，骨頭裡面的鈣質以及一些礦物質開始慢慢減少，使得骨頭變得比較脆弱，不再有能力承受外界或內在負荷，導致骨折發生的機率增加，尤其是進入更年期後五十歲以上的女性，因女性賀爾蒙不平衡，鈣質會加速流失。

骨質疏鬆症的發生機率，女性為男性的四到五倍。這是因為女性停經後，體內具有防止鈣質流失作用的女性賀爾蒙沒有了，使得骨鈣質的流失更加嚴重的關係。

骨質疏鬆症可分成兩類，第一類為**停經後骨質疏鬆症**，常發生於停經後十五年內，女性發生率比男性高六倍。第二類為**老年型骨質疏鬆症**，常發生於七十歲以上的老人。

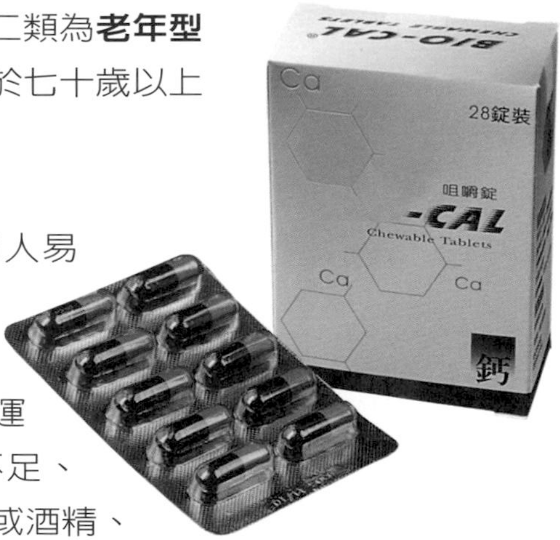

除了年屆高齡的人易患骨質疏鬆症，其他造成骨質疏鬆的危險因素有：缺乏運動、長期鈣質攝取不足、過量飲用咖啡、濃茶或酒精、

長期服用藥物，如抗痙攣藥、利尿劑、類固醇等或有內分泌疾病或新陳代謝疾病。

骨質疏鬆症在防治上，是預防勝於治療，除了均衡的營養和規律的運動，也要避免菸、酒和過量咖啡，對於一般的骨質疏鬆症病患，首要之處在找出導致骨質流失的病因，並且對症治療。如果是單純因為年齡老化的骨質疏鬆症病患，補充鈣片當然是一種很好的辦法，只是要記住，僅僅服用鈣片，對於骨質的增加幫助並不大，必須配合日曬或同時服用維他命D_3。如果是更年期後的婦女，應求診婦產科醫師補充女性賀爾蒙。

總之，骨質疏鬆症的防治並不是到了年老時才要做，應該從年輕時就要開始。年輕時須注意飲食的平衡，多攝取鈣質和維他命D_3、多運動、多曬陽光，這樣可以在年輕時多儲備一些鈣質在骨頭中，到年老時才有更多骨本可用。

執筆藥師｜林慧芳藥師

成藥與保健藥

維生素和維他命有何差別？

維生素和維他命有什麼差別，既然是身體必須的營養成分，多吃一點有關係嗎？

維他命，是音譯的俗稱，由英文Vitamine直接音譯的稱呼，而維生素是營養學的正式名稱，所以兩者是一樣的，沒有什麼差別。依照維生素的溶解性可以分為脂溶性與水溶性兩大類，脂溶性包括維生素A、D、E、K四種，水溶性則比較多，有些還有爭議，較確定的是維生素B_1、B_2、B_6、B_{12}、葉酸（又稱為維生素B_9）、維生素C、菸鹼酸、泛酸與生物素九種。每一種維生素都有其生理作用，缺一不可。

維生素，由字面上來解釋就是指維持生命的元素。若是缺乏這些維生素，一定會造成身體機能的影響，像是缺乏維生素B_1容易產生腳氣病、缺乏維生素C容易有壞血病等。因此，常常會有人將維生素當作大補品來使用，認為有病可以治病，沒病強身，多吃也沒關係。

這種觀念是不對的，雖然維生素是人體必需的，但是服用超過劑量仍然會對身體造成負面的作用或是產生中毒，像是使用維生素A過量會導致牙齦出血、皮膚乾裂、關節疼痛、頻尿，孕婦使用會使胎兒發展受損，嚴重中毒可能致死；過量的維生素D會造成急性中毒，像是高血鈣、食慾降低、噁心，長期過量使用會有慢性中毒發生，造成血管鈣化、心律不整、軟組織鈣化、高血壓、腎衰竭、小孩生長遲緩；維生素E過量會造成腹瀉、視覺模糊、暈眩，服用超過八百單位，

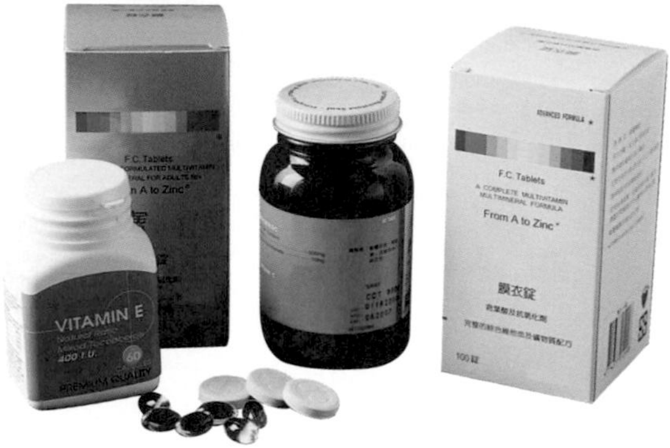

容易出血及性功能障礙。攝取高劑量的維生素B_2會使尿液變黃；長期大量攝取維生素B_6會造成運動失調及嚴重的感覺神經病變；腎功能不全者服用大劑量維生素C，可能發生腎結石；服用葉酸過量會導致痙攣、皮膚紅腫、皮膚癢；菸鹼素過量則會造成肝毒性、膽汁鬱滯等副作用。

另外有些藥物也會被維生素所影響，造成藥效減弱，無法達到預期效果。像是長期服用抗凝血劑者，若大量服用維生素K，會破壞凝血功能的平衡。因此，在服用大量維生素時，最好先與醫師或藥師討論，以免造成身體的負擔。

執筆藥師｜張維舜藥師

成藥與保健藥

維生素C有什麼好處？

很多水果飲料標榜「含有豐富的維生素C」，維生素C真的像廣告中說的可以養顏美容、預防感冒嗎？

目前並沒有非常直接的證據證明，攝取維生素C可以降低感冒的機率。而具有美白效果的左旋維生素C，在美容保養市場上卻是熱門商品，但一般口服的維生素C是不分左旋和右旋的。

在臨床上維生素C的作用，第一個想到的一定是壞血病的預防與治療，不過現在很少人會長期缺乏蔬果的攝取，所以壞血病很少見了。

其次，維生素C可以形成與維持膠原纖維，膠原纖維是結締組織的重要成分，負責牽合體內細胞，這對於傷口的癒合非常重要，所以補充維生素C可以加速與強化傷口的復原過程與結果。

維生素C有抗氧化作用，可以保護體內細胞或不飽和脂肪酸不被過度氧化。而鐵質也需要有維生素C的存在，才可以將三價鐵轉變成二價鐵而有利於吸收。

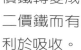

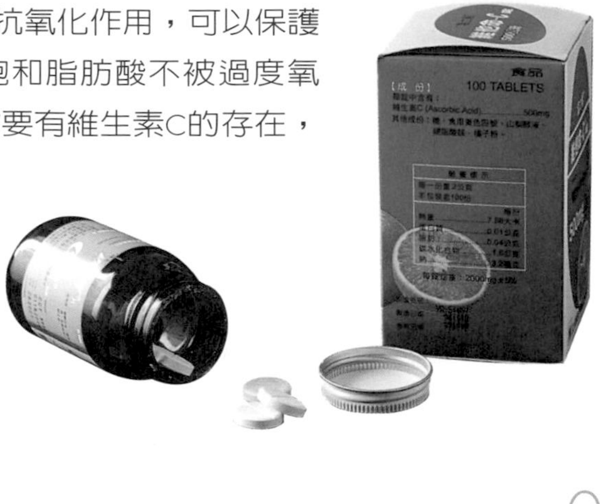

對於預防與治療感冒，則需要大劑量（1到2克／天）的使用才有可能發揮效用，而大量使用維生素C要注意尿中的草酸或尿酸會增加結石或痛風發作，還有鐵質吸收也會跟著增加，若有鐵質沉積症的病患要特別注意。也有人聲稱維生素C可以防癌，這可能是因為維生素C具有抗氧化作用，使得亞硝酸鹽類還原分解，而不會形成致癌性的亞硝胺物質。在免疫方面，維生素C對於免疫細胞的吞噬作用與抗體的形成，具有正面刺激的作用。

雖然維生素C有許多的好處，但是使用時機也是很重要的，像是不可與鹼性藥物（如小蘇打）併用。

另外服用大量維生素C會使尿液酸化，容易使得磺胺藥物（Sulfonamide）降低溶解度，故也不可一起使用。

對於蠶豆症病患建議少用，因為維生素C可能會增加溶血的機會。

過量服用維生素C（每天超過2公克）亦會有副作用發生，像是噁心、腹瀉、腹絞痛、鐵吸收過量、干擾維生素B_{12}的代謝等。

執筆藥師｜張維舜藥師

成藥與保健藥

維生素E真的可以抗衰老嗎？

Q

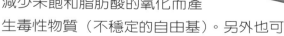

維生素E真的可以抗衰老嗎？原理是什麼？有沒有副作用？

A

有人以為補充抗氧化劑維生素E，有防止老化、預防心血管疾病的效果，但是一個為期五年的跨國大型研究證實，在預防動脈粥狀硬化及降低心血管病發生率方面，維生素E的功效並不如預期那樣有用。

這個國際性臨床研究計畫「心臟疾病評估研究」（HOPE），在二○○五年發表於美國心臟學會。其研究指出，來自歐、美、加拿大九千多名突發心血管疾病的高危險群及糖尿病病患，併用新一代抗高血壓藥物ACEI（血管升壓素轉化酶抑制劑）與維生素E，再以頸動脈超音波來測定病患動脈粥狀硬化的進展，發現實驗組與服用安慰劑組並無差異。

由於維生素E具有延緩低密度脂蛋白被氧化而造成血管阻塞的作用，部分心臟科醫師教導病患應每天補充維生素E，但國際間尚未對維生素E的功效達成共識，因此，維生素E只適於補充養分，病患的治療仍以藥物治療為宜。

至於維生素E的臨床作用機轉，已經被研究的有：

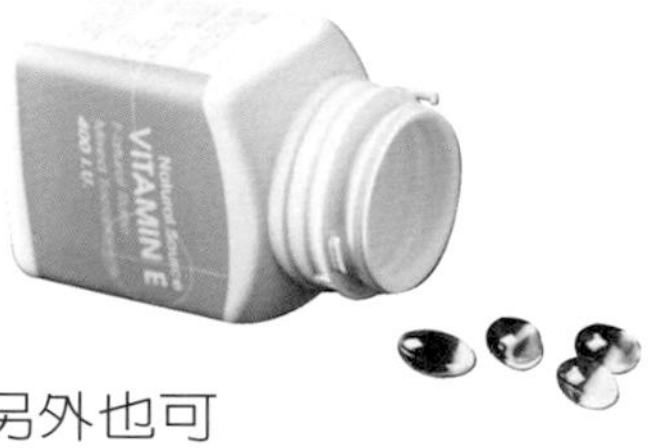

- **抗氧化作用**：維生素E本身為抗氧化性物質，可與氧結合，減少未飽和脂肪酸的氧化而產生毒性物質（不穩定的自由基）。另外也可

以與過氧化物結合，形成無害的物質。對於一些易氧化的維生素，像是維生素A、C、含硫酵素等避免氧化，促進這些物質在腸胃道的吸收。因此，維生素E在老化的現象或疾病負責重要的角色，主要就是因為具有抗氧化作用。另外，在抗氧化作用上可與硒（Selenium）相輔相成，增加抗氧化作用。

- **生殖的應用**：在動物研究上發現維生素E對於生殖有助益，可以改善不孕的情形，因此有人稱維生素E為「抗不孕維他命」、生育醇（Tocopherol），但是對於人體的生殖較無助益，臨床上則是用於婦科疾病，如治療先兆流產、習慣性流產等。
- **皮膚科的應用**：對於牛皮癬、系統性硬皮症，或是凍瘡、下肢潰瘍有部分療效。
- **血液學的應用**：維生素E可以維持紅血球的完整，幫助溶血性貧血與早產兒的不正常紅血球得到改善。有實驗證實在母乳中的維生素E比牛乳多4倍，餵食母乳比餵食牛乳可加速紅血球的復原。

維生素E缺乏會影響到生殖、神經、血液循環系統，另外肌肉、肝臟、胃腸道也可能出現病變。若要由食物中補充維生素E，可食用油類製品，像是沙拉、奶油、豆類、牛肉與雞蛋等油脂含量較高的食物。但是也不可過量服用，長期服用高單位的維生素E可能會引起噁心、腹瀉、增強抗凝血劑的作用、大出血等，所以，適量的服用才是最好的方法。目前衛福部規定每天的服用劑量上限訂為400IU，若要額外補充請勿超過此一建議劑量。

執筆藥師｜張維舜藥師

成藥與保健藥

維生素對於不同年齡有不一樣的建議劑量嗎？

Q

市面上有許多的維生素，有分小孩、成人、老人和孕婦專用的，請問三十歲男性可以吃老人專用的維生素嗎？

A

目前市面上有許多的綜合維他命（維生素）可以使用，有的還特別針對不同的時期有不同的建議商品。是不是一定要依照年齡使用不同的商品呢？依據衛生福利部在二○一一年修訂的國人膳食營養素參考攝取量（Dietary Reference Intakes，簡稱DRIs）（請參考下一頁的表），在不同年齡是有不同的建議劑量，因此年齡對於維生素的攝取劑量是有關的。但是對於一般人而言，仍然是建議日常生活中多補充蔬菜水果，補充天然的維生素較好。若真的想要補充額外的維生素，可以依年齡選擇適合的產品來服用。

執筆藥師｜張維舜藥師

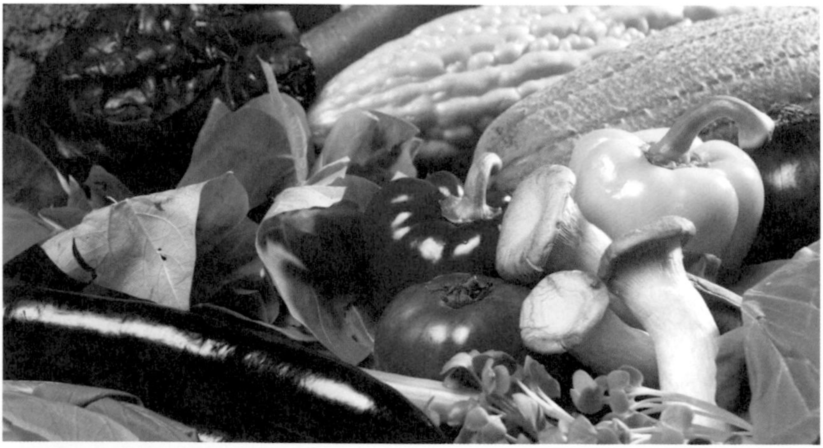

國人膳食營養素參考攝取量

營養素		維生素A	維生素C	維生素D	維生素E	維生素B1	維生素B2	維生素B6	維生素B12
單位		微克（μg RE）	毫克（mg）	微克（μg）	毫克（mg α-TE）	毫克（mg）	毫克（mg）	毫克（mg）	微克（μg）
0~6月		400	40	10	3	0.3	0.3	0.1	0.4
7~12月		400	50	10	4	0.3	0.4	0.3	0.6
1~3歲		400	40	5	5	0.6	0.7	0.5	0.9
4~6歲		400	50	5	6	男 0.9 女 0.8	男 1.0 女 0.9	0.6	1.2
7~9歲		400	60	5	8	男 1.0 女 0.9	男 1.2 女 1.0	0.8	1.5
10~12歲		男 500 女 400	80	5	10	男 1.1 女 1.1	男 1.3 女 1.2	1.3	男 2.0 女 2.2
13~15歲		男 600 女 500	100	5	12	男 1.3 女 1.1	男 1.5 女 1.3	男 1.4 女 1.3	2.4
16~18歲		男 700 女 500	100	5	13	男 1.4 女 1.1	男 1.6 女 1.2	男 1.5 女 1.3	2.4
19~30歲		男 600 女 500	100	5	12	男 1.2 女 0.9	男 1.3 女 1.0	男 1.5 女 1.5	2.4
31~50歲		男 600 女 500	100	5	12	男 1.2 女 0.9	男 1.3 女 1.0	男 1.5 女 1.5	2.4
51~70歲		男 600 女 500	100	10	12	男 1.2 女 0.9	男 1.3 女 1.0	男 1.6 女 1.6	2.4
71歲以上		男 600 女 500	100	10	12	男 1.2 女 0.9	男 1.3 女 1.0	男 1.6 女 1.6	2.4
懷孕	一	+0	+10	+5	+2	+0	+0	+0.4	+0.2
	二	+0	+10	+5	+2	+0.2	+0.2	+0.4	+0.2
	三	+100	+10	+5	+2	+0.2	+0.2	+0.4	+0.2
哺乳期		+400	+40	+5	+3	+0.3	+0.4	+0.4	+0.4

（摘自衛生福利部國民健康署2011年修訂資料http：//www.hpa.com.tw）

中藥用藥

中草藥比較純，所以比較安全嗎？

Q

我常聽老人家說吃中草藥較溫和、安全，是這樣嗎？

A

相信大多數人有喝過青草茶的經驗，而各廟宇也都會看到許多的藥籤，或者提供各式祖傳秘方救人藥方的善書。這些或多或少也提供給某一些人不錯的療效，因此一般人大都認為草藥較溫和，不會吃出人命。而我們擔心的是那些不知道自己病情或體質的人，因為亂服藥而造成病情的延誤，甚至更大的傷害。媒體曾報導有關中草藥的腎毒性，其實也是因為病患相信某一種成藥療效不錯，未經過醫師處方而長期服用的結果。此外，目前並沒有太多有關中藥副作用的研究報告，但並不代表中藥就是比較安全，沒有副作用的。

中草藥既然在台灣社會是一種與生活結合的醫療文化，其使用上的安全性就更加重要。首先我們必須知道它有沒有毒性？在傳統中藥書籍《本草備要》裡頭已經記載有些中草藥有毒性，不可過量或長期服用，像巴豆、班蝥、烏頭等都是有劇毒的。而現代臨床常見：左手香內服造成腎臟衰竭；大花曼

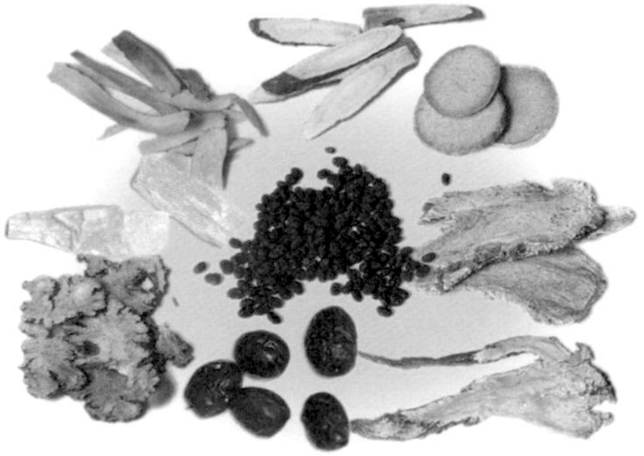

陀羅造成的休克甚至死亡；減肥菜（守宮木）造成嚴重的肺功能障礙，甚至要換肺。

現代臨床研究裡也發現，馬兜鈴科類的藥物，如廣房己、關木通、青木香、天仙籐、馬兜鈴等，經長期服用會引起腎病變。所以了解藥物是否有毒性是很重要的。其次要了解自己是否適合服用？如寒性體質者適合服用溫熱類藥物，相反的熱性體質者就適合較寒涼類藥物，不可一味的亂補，會愈補愈大洞。另外中草藥裡有些藥可長期服用，但是有些藥因為太過苦寒，服久會傷害身體。藥與藥之間是否會產生一些我們不知道的變化，這也是要注意的。如中醫所謂「十八反」、「十九畏」即在說明藥與藥之間的變化。

「中草藥」畢竟還是「藥」，只要是吞到肚子裡的都要小心一些。因此，若要服用中草藥，請找專業醫師為你把關，不要自己隨便服用，才能確保安全。

執筆藥師｜張慈玲藥師

中藥用藥

中藥要飯前還是飯後服用？

上次我看診拿藥是飯後吃，這次為什麼是飯前吃？請問中藥要飯前吃或飯後吃，效果會比較好呢？

中藥服用的適當時間，基本上要依處方的中醫師交代的時間按時服用。至於什麼時間服用可以取得最好的療效，這個問題就比較複雜。根據《湯液本草》書中提到：「藥氣與食氣不欲相逢，食氣消則服藥，藥氣消則進食。」說明藥物與食物不宜同時服用。因此一般中藥皆選在兩餐之間服食，如須服用三次，可在臨睡前再加服一次。一帖藥作頭煎和尾煎，二次煮成的量混合，使濃度平均，再分二到三次服。因為方劑在人體內被完全排清，所需時間約三到六個小時，而當藥劑在血液中的有效濃度已無作用時，就需再補充新的藥劑，使有效成分能平均分佈於體內。而科學中藥粉一天三到四次，依證狀及醫師處方而分飯前或飯後服或睡前服。

對於急症，一天之內可連服二、三劑不拘時間，或一劑二次煎煮量頓服（一口氣全部喝完），以迅速控制病情。至於慢性疾病可兩日服完一劑，或隔天服一劑。但是藥性峻猛的方劑，例如辛溫發汗峻劑（大青龍湯、麻黃湯）及瀉下重劑（三承氣湯）等，得到效果後就可停止，處方不必吃到完，否則可能會造成發汗瀉下過度、損傷元氣。因此，一帖藥（含科學中藥）到底要分幾次服用才恰當，必須根據病患的病情，及所處方劑藥效強弱而定。最安全的方法是遵守醫師的指示服用。

- **需在飯前（約一小時）服藥的有**：補益強壯、養生抗衰老方劑、治療腸道疾病、肝腎病變、驅蟲藥、及攻下藥。因飯前胃中比較空虛，藥能以較高的濃度快速進入小腸被吸收，藥效充分發揮功效。
- **需在飯後（進食後、間隔三十分鐘至一個小時）服藥的有**：治療上焦病變、袪風勝濕藥、峻猛有毒之藥物、對胃腸有刺激的和治眼科病的藥物。

上述主要因素在於一是防止藥物強烈刺激胃腸道黏膜；二是利用胃腸道裡的食物阻滯藥劑迅速下行，又有引藥上行效果，並可延長有效成分被吸收的時間，以發揮最大療效。

- **應在特別時間服用**：安神藥適合在睡前。急病不拘時間。慢性病服丸、散、膏、藥酒者應有定時。另外，根據病情，病急者可以一天服用數次，病情緩和時可以煎湯當茶水服用，不拘時間。個別方劑有特殊服法，如「雞鳴散」在天亮前空腹冷服，效果較好。湯劑應溫服（約攝氏40度）。特別是有些對胃腸刺激較大的藥物，如苦寒藥（黃連、大黃、黃芩）、辛溫藥（羌活、獨活、細辛等）、瓜蔞仁、乳香等，如果冷服更容易引發噁心、嘔吐等不良反應，須溫服，對胃氣及小腸吸收有效成分均有所助益。值得一提的是，腸胃虛寒型的嘔吐不宜用溫開水送服，臨床恐怕引起嘔吐反射加劇，所以只適合用冷開水送服，或先服用少量薑汁來改善嘔吐現象。

執筆藥師｜張慈玲藥師

中藥用藥

中藥可以配茶喝嗎？

我有喝茶的習慣，吃藥時以茶水代替開水可以嗎？

茶葉中含有鞣酸（又稱單寧酸），與補血鐵劑一起飲用時，鞣酸和鐵劑結合使得鐵劑不易被吸收。茶、咖啡、可樂等飲料含有黃嘌呤類的生物鹼（Alkaloid），即咖啡因（Caffeine）、茶鹼（Theophylline）及可可鹼（Theobromine），能興奮中樞神經，具提神作用。此外，亦具有利尿作用，及可使血管收縮。然而生物鹼是許多中藥的活性成分，茶葉中的鞣酸（Tannin），若混和中藥後，引起酸鹼反應，產生沉澱，使藥物不易被人體吸收，進而減低藥效，影響治療效果。因此，服用中藥時，不宜同時飲茶、咖啡或可樂等飲料。

- 不可以配茶喝的有：補益類方劑中的人參、黨參、熟地、肉蓯蓉、附子、薏苡仁、大棗等；安神方劑中的礦石藥物，如朱砂、磁石、珍珠母、牡蠣等。

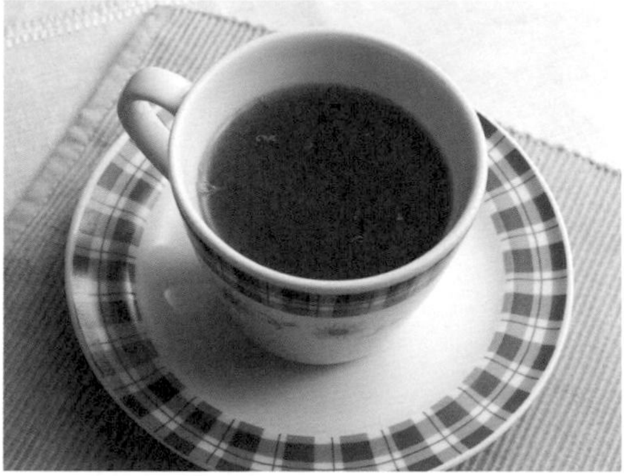

因上述補益的藥都含有多種生物鹼、蛋白質等成分；礦石藥物皆含有碳酸鈣、氨基酸、硒、鋅等金屬成分會與茶葉中所含的大量鞣酸相結合，產生化學變化而沉澱。所以建議服上述藥時，可以把服藥與喝茶時間錯開二到三個小時。若是服藥期間，病患習慣一定要喝茶，建議儘量選擇經由文火烘烤的烏龍、包種、高山茶等高級茶葉，泡茶時並適度降低茶葉濃度與飲量。

● 另外有特殊情況需要配茶喝的有「川芎茶調散」、「菊花茶調散」和「蒼耳子散」。在《醫方集解》方劑中記載配「清茶」調服，以達到上清頭目、疏風止痛和祛風通竅（竅指耳、眼、鼻、口等器官）效果。因此「喝中藥不宜再喝茶葉」的觀念，在此需要作區隔，然而該如何正確使用，請遵照醫師指示服用。

執筆藥師｜張慈玲藥師

中藥用藥

中藥、西藥可以一起吃嗎？

Q

我平常有吃西藥控制血壓，這一兩天感冒看中醫，請問中藥與西藥可以一起吃嗎？

A

理論上，雖然中西醫學屬於不同的體系，但並非互相對立，反之應可以相輔相成，互補不足，而在治療疾病時，達到事半功倍的境界。舉例來說，治療肺炎時，應先行服用西藥，因為西藥能迅速消滅細菌，控制病情避免進一步惡化。若消炎症狀消退後就以為病患已完全康復，卻只是片面的想法，因為病患如果十分虛弱，很容易會感染其他病菌，或再次患上肺炎。此時，中藥便能發揮功效，調理病患的身體機能，增強他的抵抗力，預防病菌再次入侵，直至完全康復。

不過，在臨床實際應用上，中西藥同時服用需注意「藥性」及「配伍」的基本問題。由於中西藥的藥性可能互相干擾或對抗，因此不可以隨便一起服藥，以免降低療效，甚至產生反效果。例如高血壓病患在服用降血壓藥時，不能同時服用含麻黃成分的中成藥，因為麻黃可使血管收縮，升高血壓，減少降血壓藥的療效。抗生素不宜與麥芽、穀芽、淡豆豉等中藥合用，因為這些中藥內含有豐富的消化酵素，而抗生素會降低酵素的活性，因此不可以併服。

另一方面，許多中西藥都有相近的療效，若同時服用，可能會出現藥性過猛的情況。例如病患感冒發燒時，為想加速痊癒，既服西藥的退燒藥又服中藥的疏風解表藥，兩者相加起來，可能令病患出汗過多而感虛脫。

少數的中藥跟西藥合併使用，可增加療效。如枳實（一種理氣中藥）與抗生素Gentamycin合用於膽道感染時，因為枳實能鬆弛膽總管括約肌，可大大提升抗生素Gentamycin在膽道的濃度，使療效增加。又如維生素C與六味地黃丸配伍，對預防疾病有一定效果。有一些中西藥同時服用會起反應或是干擾代謝的情形，絕對要避免。如四環黴素不可與含鈣、鎂、鋁、鐵的石類或殼類中藥一起使用；又如降血糖藥物不宜與何首烏一起使用。有些中西藥若長期併用，需密切注意身體電解質或血液生化等變化。如甘草和黃耆若長期與利尿劑合併使用，需十分注意身體電解質的情況。

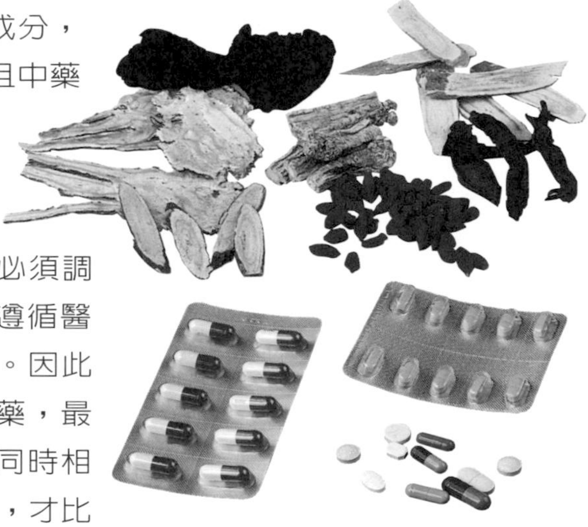

中藥大都含有多種成分，非西藥單一純化成分，且中藥方劑經常是多藥物組成，成分更加複雜，所以中西藥一起服用時，老人及小孩的劑量必須調整，懷孕婦女使用必須遵循醫囑服用，以免傷及胎兒。因此病患若要同時服用中西藥，最好請教有經驗的醫師，同時相隔一段時間（約四小時），才比較安全，至於中西藥同時服用的效果及副作用，會因不同種類藥物而有差別，到目前沒有文獻數據資料和研究報告等嚴格限制。

執筆藥師｜張慈玲藥師

中藥用藥

服用中藥有沒有特別的飲食禁忌？

Q

我聽說服用中藥不可以吃白蘿蔔，除此之外還有什麼食物要忌口？

A

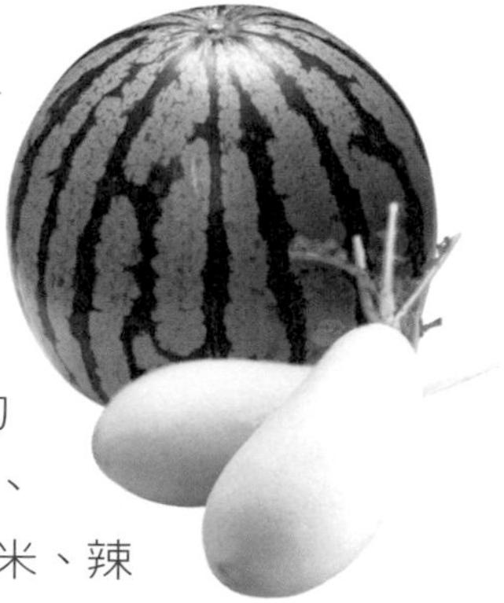

有一些食品或飲料會影響到個人體質或是病情，因此在使用中藥治療的時候，也要注意飲食內容，才能達到最大的治療效果。中藥的忌口根據不同的疾病有不同的注意事項，一般的禁忌有冰、西瓜、白蘿蔔、空心菜、南瓜、竹筍、糯米、辣椒、鴨肉、茶、酸菜。服藥期間凡屬生冷、黏膩、腥、辣等不易消化及有特殊刺激性的食物應酌情避免，否則容易有消化不良、胃腸刺激或影響藥效的結果。

較常見的疾病須避免食用的食物包括：

- **心臟病**忌油膩食物、動物性脂肪及刺激性食物。
- **肝病**忌刺激物、醃製品及寒性食品、油炸、燒烤食物。
- **腎病**忌寒涼性及刺激性食品，如：苦瓜、白菜、芋頭、竹筍、芒果、蠔、蟹、酒、咖哩、濃茶等，並且要少鹽。
- **減肥者**須避免過鹹或濕重食物，如：竹筍、芒果、西瓜、田螺、螃蟹、酒（特別是啤酒），高糖及高脂肪食物亦需戒口。

執筆藥師｜張慈玲藥師

中藥用藥

中藥可以加糖服用嗎？

Q

小孩嫌吃中藥太苦，如果加糖減少苦味，會影響藥效嗎？

A

中醫認為藥食同源，所有食物均須按四氣五味來分類，如白糖性「涼」可以去火、紅糖性「溫」可以去寒。把白糖加入溫熱藥劑中，或把紅糖加入寒涼藥劑中，都會干擾藥性，阻礙藥效的充分被吸收，影響療效。另外有些中藥恰好是利用苦味達到藥效，因此就不能加糖。中藥化學成分複雜，其中蛋白質、鞣酸等可以和紅糖中某些成分起作用而影響療效。所以若未經醫師許可，最好不要在中藥湯劑中加糖調味，況且大多數人的經驗是愈加愈難吃。

提供如何服用中藥來減輕苦味的方法：

- **服用前**：藥湯煎好後，放涼一段時間再服用。因為人的舌頭味覺與藥湯的溫度有一定的關係，當藥湯的溫度和人的體溫（約攝氏37度）相近時，感覺最苦；藥湯溫度高於或低於攝氏37度時，苦味有明顯減弱。因此服藥時宜將藥湯溫度降於攝氏37度以下再服。
- **服用時**：減少藥湯停留口中的時間，或用吸管直接吸服藥湯，也是減少苦味的妙法。
- **服用後**：立即喝幾口溫開水，這樣除了有助於藥物的吸收，同時又可消除口腔中苦味成分的殘留。

執筆藥師｜張慈玲藥師

中藥用藥

孕婦不可以服用的中藥有哪些？

Q

我生病習慣看中醫，目前我已懷孕三個月，有哪些中藥是孕婦不可以服用的？

A

在婦女妊娠期間，可服用中藥來調理，但有些藥物容易導致子宮異常收縮，造成流產或損害母子健康，一般不得使用或者需要謹慎使用的藥，我們稱它為妊娠禁忌藥。孕婦的臨床用藥一向都被特別提出討論，中藥也不例外，妊娠禁忌的藥物，其毒性、藥效均有強弱之區別，服用後對母體及胎兒影響程度也有差別，使用前應向醫師諮詢過後才能使用。目前大致分為「慎用」「禁用」二類：

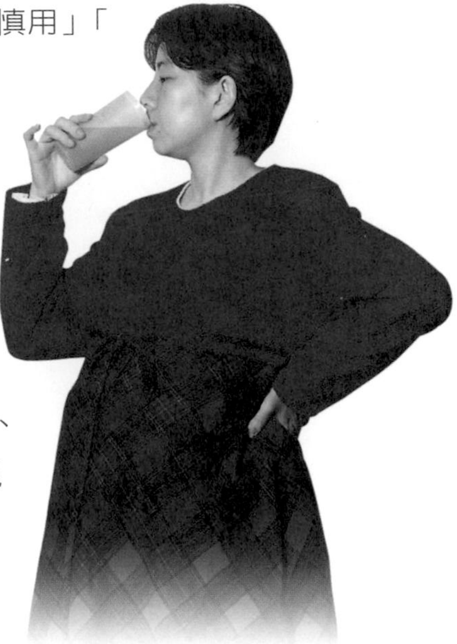

● **慎用藥物**

包括通經去瘀、行氣破血以及辛熱、滑利藥品，如：肉桂、附子、大黃、木通、乳香、沒藥、五靈脂、王不留行、枳實、枳殼等有些藥材經過炮製後毒性便會減低，如半夏、厚朴等。妊娠用藥仍需依醫師視其病況及體質而定，而「薏苡仁油」實驗証明對動物子宮有興奮作用，能快速促進子宮收縮，所以孕婦並不適於食用。

●禁用藥物

這些藥皆含有劇毒或藥性峻猛。

植物藥類	毒草藥	烏頭、附子、天雄、野葛、南星、大戟、芫花、常山、生半夏等。
	破血藥	桃仁、牛膝、乾漆、茜根、丹皮、瞿麥、三稜、紅花、蘇木等。
	吐下滑利藥	藜蘆、巴豆、牽牛、皂莢、葵子、薏仁等。
	辛溫燥熱藥	厚朴、肉桂等。
動物藥類	毒蟲藥	水蛭、虻虫、斑蝥、地膽、蜘蛛、螻蛄、蜈蚣、蛇蛻等。
	芳香軟堅藥	麝香、牛黃、蝟皮、龜板、鱉甲等。
礦物藥類	毒藥	水銀、錫粉、硇砂、砒石、硫黃、雄黃等。
	沉降藥	代赭石、芒硝等。

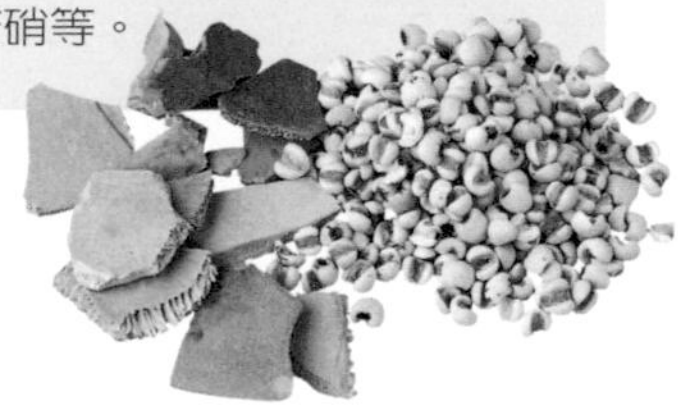

執筆藥師｜張慈玲藥師

Part 2

神經精神疾病用藥

- 安眠藥
- 抗焦慮藥
- 抗精神病藥
- 抗憂鬱藥
- 阿茲海默症用藥
- 抗癲癇用藥

安眠藥

使用最有名的安眠藥，仍有可能睡不著？

Q

我才三十幾歲，卻已經失眠三、四年了，醫師讓我吃最有名氣，號稱副作用最少、效果最好的「Stilnox」(史蒂諾斯)，我現在已經一次吃到3顆了，還是睡不著，該怎麼辦？

A

史蒂諾斯是一種Imidazopyridine的衍生物，透過口服的方式，在胃腸道內會被迅速吸收，藥物半衰期也只有兩到三個小時（半衰期指的就是藥在身體裡面被代謝掉的時間），隨即遭到肝臟破壞，失去效力，對入睡困難型失眠相當有效，適合「入睡困難型」失眠的治療，但卻不適用於容易「睡眠中斷」的人。

每個人體質都不一樣，有人吃半顆Stilnox就有很好的效果，有人則非要吃2顆不可。史蒂諾斯是台灣最常使用的助眠劑，有少數人吃了之後會發生短暫失憶現象，出現迷糊或恍神，打電話或半夜吃東西不自知，這一點要特別留意。吃藥完要馬上躺床，15分鐘內入睡最好，若是1小時以上沒有入睡或出現上述副作用，應該要和醫師討論換藥，不要自行增加劑量。

失眠的原因很多，一定要找出原因，尋求相對的解決方法，才可能徹底擊敗「失眠」這個敵人，安穩睡好覺。服用安眠藥只是改善睡眠狀況的方法之一，不是全部。

執筆藥師｜劉采艷藥師

抗焦慮藥

服用抗焦慮藥會讓人頭昏想睡覺嗎？

Q

我經醫師診斷為焦慮症而開始服用贊安諾（Alprazolam, Xanax），為何服藥後白天會頭昏想睡覺？服藥期間有沒有要注意什麼事情？

A

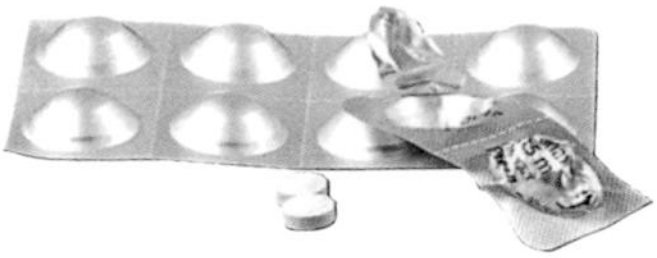

贊安諾（Xanax）屬於苯二氮平類（Benzodiazepine）藥物，此類藥物除了抗焦慮外，還有抗癲癇、肌肉鬆弛及鎮靜安眠等作用，目前臨床上常用來作為抗焦慮劑的還有安定文錠（Lorazepam, Ativan）、煩靜錠（Diazepam, Valium）等。由於藥物主要作用在中樞神經，因此，服藥後常見之副作用為鎮靜、疲倦感，但是連續服藥一到兩週後，此副作用會逐漸改善，因此在服藥初期若產生頭昏想睡覺的症狀，應避免駕車或操作機械；服藥期間也應避免飲酒，否則會增加藥物之鎮靜作用。

此類藥物可能會產生藥物成癮及依賴性，因此應按醫師指示服藥，不可任意調整服藥劑量。焦慮症為一慢性疾病，嚴重時可能會反覆發作，因此須持續服藥治療約二到六個月才能達到療效，若服藥期間任意停藥，可能會導致焦慮症狀復發；而長期服藥三到四個月後若突然停藥，則可能出現焦慮、失眠、躁動不安等藥物戒斷症狀，因此應在醫師評估下慢慢減低服藥劑量，直到停藥為止。

苯二氮平類藥物若不當使用，不但無法達到治療效果，更可能造成藥物成癮及濫用，因此在國內已將其列為第四級管制藥品，若須使用此類藥物，應遵循醫師指示，才能確保用藥安全。

執筆藥師 | 黃郁淳藥師

抗精神病藥

服用抗精神病藥物會有體重增加的副作用嗎？

Q

我的女兒，因出現精神分裂症狀而開始服用Olanzapine (Zyprexa，金普薩)，近來發現體重比服藥前明顯上升，不知是否和藥物有關？

A

Olanzapine屬於第二代抗精神病藥物，此類藥物尚包含有Clozapine、Quetiapine、Resperidone、Sertindole、Ziprasidone、Zotepine等，雖然第二代抗精神病藥物改善了第一代藥物常見之副作用，如姿態性低血壓、抗膽鹼作用、錐體外症候群(可能會出現肢體僵硬、運動遲緩等)、影響認知功能等，還可提升病患長期服藥之遵從性，然而也有文獻指出，第二代抗精神病藥物會較顯著的造成體重增加。目前推測可能和阻斷組織胺或血胺素接受體、血中胰島素濃度增加、藥物引起口渴而造成含糖飲料攝取增加等因素有關。

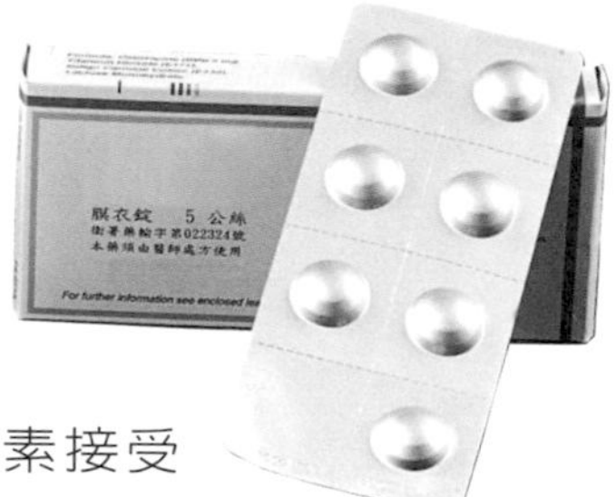

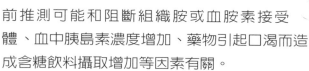

在第二代抗精神病藥物中，影響體重最為顯著的為Clozapine及Olanzapine。在治療前兩個月，平均體重增加約4公斤，隨著使用Olanzapine愈久，體重增加可能會愈多，若體重過度上升而導致肥胖，長期下來也可能是罹患心血管疾病的危險因子。目前並無藥物可用於治療抗精神病藥物造成之體重增加，因此，建議可藉由適度運動及限制飲食來改善；若仍無法改善，或因體重增加影響服藥之意願時，不可自行停用抗精神病藥物，應主動與醫師溝通，經過適當評估後，再另外選擇不易影響體重之藥品。

執筆藥師｜黃郁淳藥師

抗憂鬱藥

吃抗憂鬱藥會導致自殺嗎？

Q

我吃憂鬱症的藥已經快一年了，我覺得吃藥看醫生很痛苦，也覺得自己的情緒仍然時好時壞，很想不要再到醫院了。最近新聞報導說，吃抗憂鬱藥可能會有自殺衝動，我不敢再吃藥了，是不是可以停藥？

A

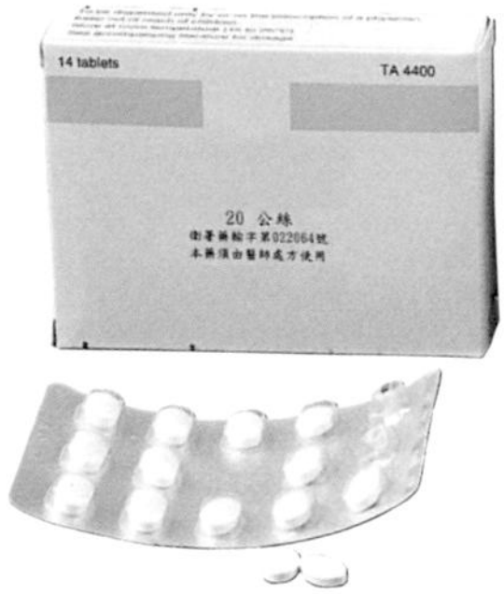

根據二〇〇四年一些臨床研究結果，有一部份抗憂鬱藥，可能會增加青少年病患自殺的衝動，因此美國食品藥物管理局（FDA）要求「百憂解」等10種治療抗憂鬱藥品的說明書中，必須加註藥物服用可能會導致青少年的自殺傾向。

FDA要求增加警語，主要是提醒醫療人員，應該嚴密監控及照護病患，以防止病患的自殺行為，FDA亦強調，自殺的副作用與藥物間是否有相關性，目前還未有進一步證據能證實，病患還是要與醫師討論，不應該自行停藥。

此外，發表在二〇〇七年二月的醫學刊物《公共科學圖書館醫學期刊》，有一篇針對SSRI這一類的抗憂鬱藥進行的研究，研究結果認為該類藥物只有在極重度的憂鬱症患者身上，才有顯著療效。其餘主要是來自於安慰劑的效果。

大約20%的病人在連續服用抗憂鬱藥物六週後，突然停藥會發生突然停藥症候群，症狀包括有類似感冒症狀、失眠等，症狀雖不嚴重，但會持續一至二週，造成生活品質降低。

原則上，低劑量、短期服用可以較快速停藥，若已吃藥超過三個月，則應逐漸調降劑量來拉長停藥期。

執筆藥師｜劉采艷藥師

阿茲海默症用藥

有什麼藥可以治療阿茲海默症？

Q

我母親最近常常無緣無故遺失東西，或是在煮東西後忘記把瓦斯關掉。而上次竟然自己出門買東西卻忘記該怎麼回來，幸好碰到隔壁家的王媽媽，才帶她回家。經過醫師診斷，說這是一種所謂「阿茲海默症」的疾病，也就是「老人失智症」的一種。而且這樣的情況可能會愈來愈嚴重。看到媽媽好像慢慢變成一個我們完全不認識的人，生活起居都需要有人照顧著，讓人心力交瘁。請問目前在醫學上是否有較好的治療藥物？

A

「阿茲海默症」也就是俗稱的「老人失智症」的一種，屬於腦部疾病。有許多的疾病都可能會表現出類似症狀。阿茲海默症主要是因為腦部神經細胞逐漸退化，喪失功能，因此影響到人的記憶力、判斷力、或是出現幻聽妄想、缺乏空間感及方向感等。結果造成病患無法照顧自己的生活，需要家人的照顧。這樣的疾病常見於六十五歲以上的老人，而年紀愈大，機率愈高。目前在醫學上非藥物的治療方式，可以陪伴病患多回想過去的事物，如家庭、工作、或是對病患而言重要的事情，研究發現如此可以改善病患的認知能力。

在藥物治療方面，主要是增加腦部神經傳導的物質濃度，使腦內細胞可正常運作。目前證實有治療效果的藥物有兩大類，第一類是乙醯膽鹼酵素抑制劑（Cholinesterase inhibitor），如利憶靈膜衣錠（Galantamine,Reminyl）、憶思能膠囊（Rivastigmine,Exelon）、愛憶欣膜衣錠（Donepezil,Aricept）。此類藥物可以改善病患的認知以及行為能力。其副作用可能有噁心、嘔吐、肚子痛、拉肚子等腸胃症狀。另外，如果有氣喘、胃潰瘍、心跳過慢或心臟傳導有問題的病患，一定要

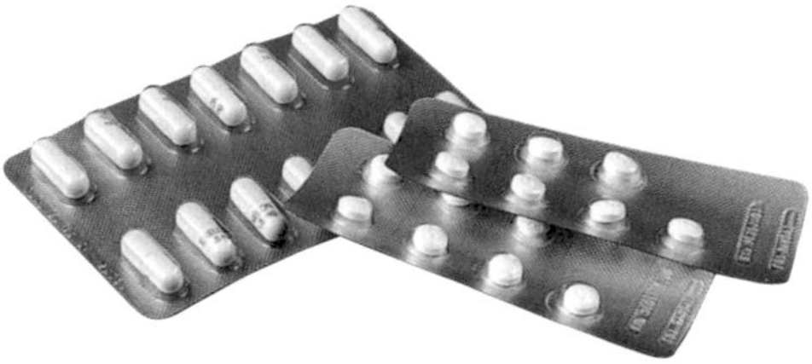

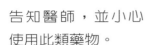

告知醫師，並小心使用此類藥物。

另外一種藥物為N-methyl-d-aspartate receptor antagonist，目前台灣藥物有憶必佳膜衣錠（Memantine,Ebixa），不過此藥目前是治療晚期重度的阿茲海默症病患。

上述兩大類藥物是目前醫學上證實可改善阿茲海默症病患的認知及行為能力，減緩病情惡化的藥物。而其他如銀杏、賀爾蒙激素、降膽固醇藥物、非類固醇類消炎藥、抗氧化劑（如：維生素E）等，在醫學上治療的有效性尚未被證實。

此類病患因為需要家人長期照顧，因此家人的辛苦是可想而知的。而藥物只能暫時延緩症狀的惡化，更重要的是家屬對於此疾病的接受與了解，慢慢的重新調整生活方式，對病患及家人都是最好的方式。

執筆藥師｜廖敏惠藥師

抗癲癇用藥

抗癲癇的藥有哪些？

Q

我的孩子剛開始服用抗癲癇的藥物Dilantin，但控制得不是很好，發作的次數也沒有減少，常聽電視上報導還有其他更有效的抗癲癇藥物，請問還有哪些藥？

A

在過去的二十五年中，有許多的新抗癲癇藥物不斷的被發明出來，使得百分之八十的病患能夠不再受發作之苦。一般常用的抗癲癇藥物包括癲能停（Dilantin）、癲通（Tegretol）、帝拔癲（Valproic acid）、邁蘇靈（Mysoline）、芬那必（Phenobabital）、Clobazam（Frisium）、利福全（Rivotril；Clonazepam）、樂命達（Lamictal）與赦癲易（Sabril），這些在台灣均有上市使用。

以下簡單介紹幾種治療癲癇常用的藥物：

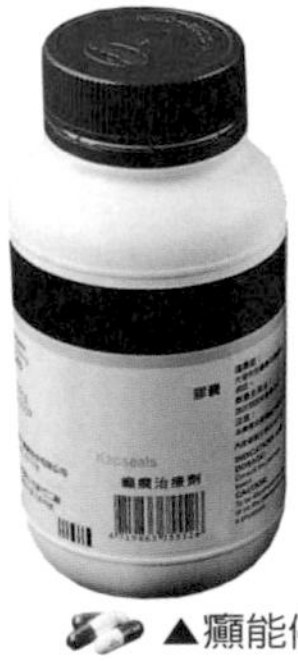
▲癲能停

- **癲能停**（Dilantin）：成分為Phenytoin，每粒藥量成分是100毫克。治療局部發作與繼發全面性發作。
- **巴比妥類製劑**（Phenobarbital）：如癲通（Tegretol），成分為Carbamazepine，效力與癲能停一樣是長效的藥。治療局部發作、繼發全面性發作與肌陣躍性發作。
- **帝拔癲**（Deparkin）：成分是Valproate。治療局部發作、繼發全面性發作、全面性發作、失神發作、肌陣躍性發作與雷諾克斯症候群。

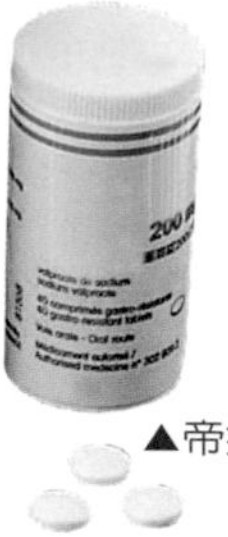
▲帝拔癲

- **利福全**（Rivotril）：成分為Clonazepam。治療肌陣躍性發作、失神發作、雷諾克斯症候群、局部發作與繼發全面性發作。
- **樂命達**（Lamictal）：成分為Lamotrigine。治療局部發作、失神發作、雷諾克斯症候群與僵直性發作。

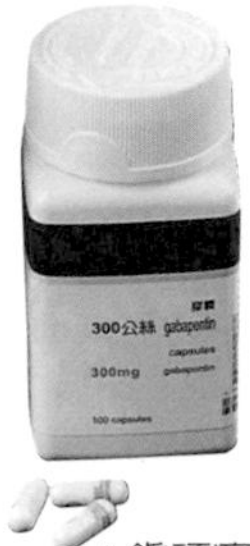

▲鎮頑癲

- **鎮頑癲**（Neurontin）：成分為Gabapentin。治療局部發作與繼發全面性發作。
- **妥泰**（Topamax）：成分為Topiramate。治療局部發作、原發全面性發作與雷諾克斯症候群。
- **赦癲易**（Sabril）：成分為Vigabatril，作為抗癲癇之輔助性藥物。

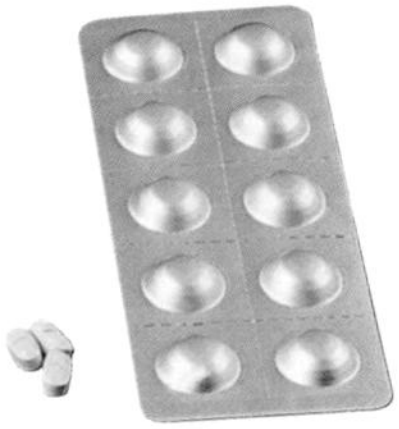
▲妥泰

抗癲癇藥物服用後，經胃腸吸收，進血流而到達腦部，令造成異常放電的區域穩定而使癲癇得以控制。要良好控制癲癇，必須血中的藥物濃度日夜皆能維持穩定，若忘記吃藥會使得血中濃度下降，因而造成多次發作。若服用過多的藥物，也有可能造成發作。所以維持一定量的藥物，不要太少或太多。若有一餐忘了吃，馬上再吃即可。而下一餐仍照正常時間服用，雖然兩次服用時間相隔較短，也沒關係，因為這樣即能有效預防發作產生。而發作之後不需要多服藥物，若發生多次發作，應跟醫師商量，醫師將會考量要如何調整藥物。

執筆藥師｜洪婷芝藥師

抗癲癇用藥

長期吃抗癲癇的藥會有副作用嗎？

Q

我叔叔服用抗癲癇的藥物已有一段時間，雖然發作的情況不若以往嚴重，透過藥物似乎得到了初步的控制。不過叔叔說近日感覺有頭痛、嗜睡與失眠的現象，是否是因為服用抗癲癇藥物而引起的呢?

A

一個人如果能夠不生病、不吃藥，那是最幸福的，但是若生了病，而藥物能把病情控制得很好，則是比較幸運，例如高血壓、糖尿病、癲癇等。抗癲癇藥物並不會成癮，但仍有副作用。副作用包括：牙齦腫脹、嗜睡、胃腸不適、不平衡、皮膚起疹、體重增加與暫時性掉頭髮。這些副作用經過正確的處理通常能降到最低點。良好的口腔衛生習慣，多漱口，通常能預防牙齦腫脹，將服藥的時間做正確的調整可使得嗜睡消除。用餐時藥物與食物一同服用，較不易產生腸胃不適。另外注意食物的攝取量與控制體重。若發現皮膚起疹則要馬上告知你的醫師做適當處理。如此才能使得癲癇得到較好的控制，並且將副作用降至最低。

婦女若服用抗癲癇藥物同時服用口服避孕藥，必須注意抗癲癇藥物會使避孕藥效果降低，所以可能導致意外懷孕。帝拔癲（Valprocic acid）與Clonazepam（Rivotril）與避孕藥較無相互作用。對婦女而言，另一個重要事項是在懷孕前必須與醫師討論，是否目前服用的藥物，會導致畸胎，醫師可能會建議劑量的調整或改用其他的藥物。至於已經懷孕了，更要與醫師討論如何做可以使懷孕過程順利，很重要的一點是要降低發作的次數，才不會讓胎兒受傷。

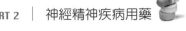

以下是幾種常用的抗癲癇藥物可能會出現的不良反應：

- **癲能停**（Dilantin）會造成頭暈、步態不穩。
- **魯米拿**（Luminal）會引起嗜睡、過動、憂鬱體質反應，如：過敏性紅疹與紅斑性狼瘡等。
- **癲通**（Tegretol）會引起頭暈、複視。
- **帝拔癲**（Deparkin）會造成手顫抖等。
- **利福全**（Rivotril）會引起的副作用有：頭暈、嗜睡、失衡、躁動與流口水等。因為利福全可通過胎盤，所以產婦不可餵乳。
- **樂命達**（Lamictal）會有頭痛、複視、嗜睡、頭暈、嘔吐與睡眠障礙等。
- **鎮頑癲**（Neurontin）會引起頭暈、失衡、嗜睡與體重增加等。可能會引起過敏性紅疹、有胎兒畸形的危險。
- **妥泰**（Topamax）會引起嗜睡、精神運動緩慢、疲憊、噁心、體重減輕與腎結石等等，是否會導致胎兒畸形，仍不清楚。
- **赦癲易**（Sabril）則是會引起困倦、疲勞、暈眩、複視、緊張、增胖與胃腸不適等。

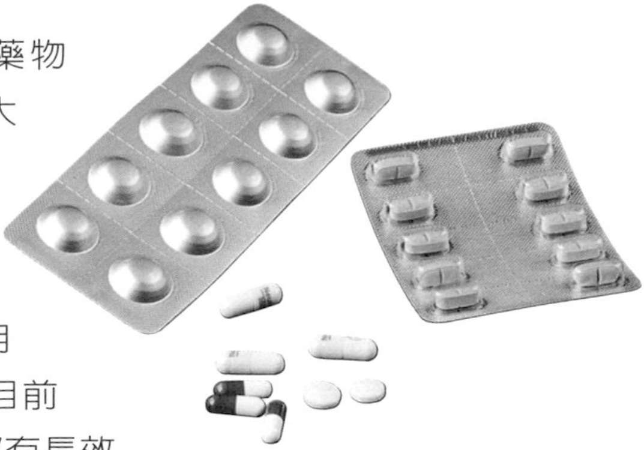

上述抗癲癇的藥物所產生的副作用，大多與劑量有關。若開始服用藥時，先以小劑量服用，應該可以減少許多服用後產生的不適感。目前幾種常用抗癲癇藥都有長效型的劑型，可以每日服藥一次或至多兩次，而且此種劑型會緩慢釋放，不會造成血中高濃度，所以比較少有副作用。至於治療效果則與原來標準型藥物相同。但是在門診實際的經驗中，也發現有少數病患在使用長效型藥物時發生不適應的情形，有的人覺得有比較多的副作用，有的人覺得比較沒有效，因此，不是每個人都適合使用長效型藥物，如果病患覺得有必要使用長效型藥物時，應該請教醫師，共同討論後再做嘗試。

執筆藥師｜洪婷芝藥師

Part 3

消炎止痛用藥

- 普拿疼
- 止痛藥
- 希樂葆
- 痛風用藥

普拿疼

普拿疼會傷肝嗎？

Q

曾經在網路上看到一篇文章說普拿疼很傷肝，是真的嗎？退燒時使用阿斯匹靈是不是比普拿疼好？

A

一般市售止痛藥，大約可分為兩種，一為單純止痛藥，成分為乙醯胺酚（Acetaminophen，包含：普拿疼、泰利諾等），有鎮痛解熱的功效。另一則是非類固醇消炎止痛藥（Nonsteroidal Anti-Inflammatory Drug，簡稱NSAIDs，包含：百服寧、阿斯匹靈等），除鎮痛解熱外，還具有抗發炎功能，能緩解關節發炎引起的疼痛。

阿斯匹靈與普拿疼都可以用於退燒及止痛，前者，不但可以用於退燒止痛，同時具有消炎效果。普拿疼的成分主要是乙醯胺酚，直接作用在腦中樞神經的乙醯胺酚，可以阻斷疼痛傳導，是一種很單純的鎮痛解熱劑，由於比較不會引起全身副作用，因此廣泛應用在孩童、孕婦身上。

普拿疼確實會影響肝功能，臨床上建議的最高劑量為每日2600毫克，致死劑量為每日6000毫克，市面上的「普拿疼」每顆Acetaminophen含量為300或500毫克，大約二十至三十顆，即可能造成急性肝功能衰竭。

普拿疼使用於肝功能不好或是每天有喝酒習慣的病患，使用劑量、使用期間就需特別注意，必要時應避免使用普拿疼，以免引起嚴重的肝臟衰竭。

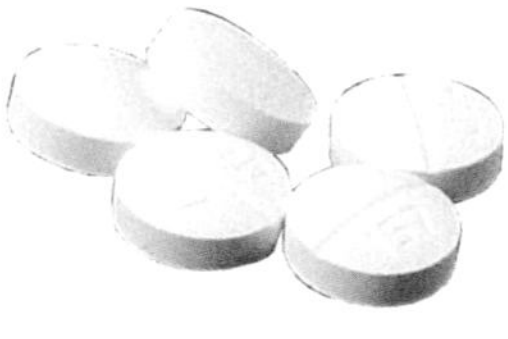

▲普拿疼

相反的，阿斯匹靈對肝臟的影響比普拿疼小，但是阿斯匹靈不建議使用於孕婦，及十六歲以下的兒童，或是蠶豆症病患，以免引起嚴重副作用。阿斯匹林主要成分為水楊酸，會刺激胃酸分泌，使用之後容易出現胃部不適，長期使用者亦需注意是否有消化道潰瘍的症狀。由於阿斯匹靈使用於退燒止痛的劑量較大，對於無法耐受胃部不適等副作用的人，可以考慮換成普拿疼，以免引起嚴重副作用。

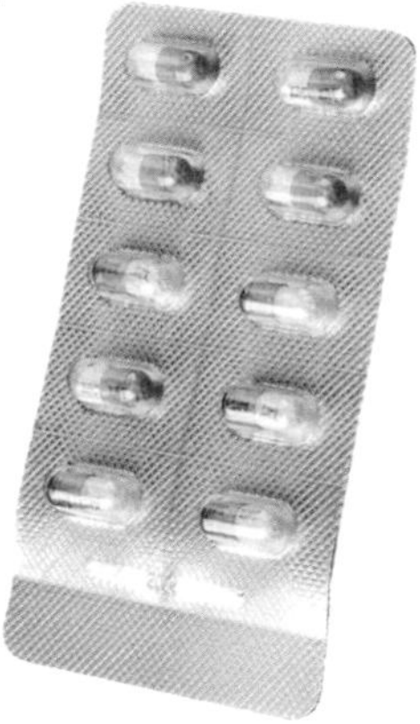

▲阿斯匹靈

如同許多藥物，使用普拿疼及阿斯匹靈都可能會產生副作用，即使是一般人，使用任何藥物都必須遵循醫師或藥師的指示用藥，避免使用過量，才能達到最大治療效果和避免副作用的產生。

執筆藥師｜林慧芳藥師

止 痛 藥

止痛藥真的會傷胃嗎？

Q

如何減輕止痛藥傷胃的副作用？

A

疼痛幾乎是每個人都有過的經驗，也是醫師最常開的處方、病患最常接受的藥物之一。根據藥品的特性，止痛藥可分為兩大類，一為成癮性的止痛藥（Narcotic），如嗎啡。另一類為非成癮性的止痛藥（Non-narcotic），其醫學名詞應為「非類固醇消炎止痛藥」（NSAIDs），其作用主要為止痛、解熱、抗發炎。

NSAIDs的主要作用機轉是抑制環氧化（Cyclo-oyygenose，簡稱COX）的酵素，COX有COX一1與COX一2兩種型式，COX一1存在於大部分的人體細胞中，能保護胃腸道。而發炎反應發生時產生的為COX一2。因此如果一個NSAID能夠選擇性抑制COX一2而不抑制COX一1，就可保有其消炎能力而減輕胃腸傷害。由於長期服用NSAIDs的病患一直受到胃腸傷害，包括消化性潰瘍與消化道穿孔、出血等副作用的困擾，

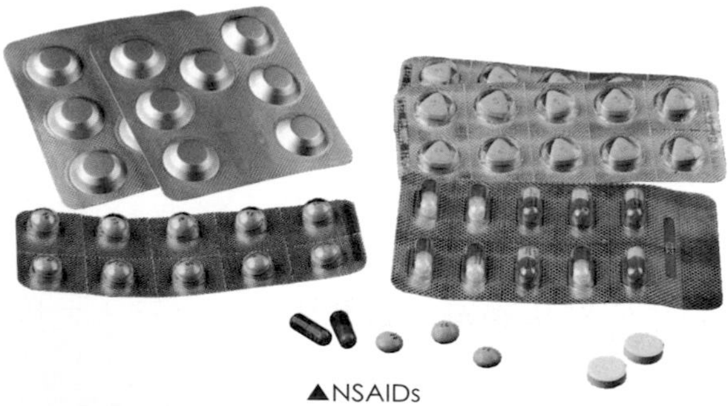

▲NSAIDs

因此一般建議，服用一般非類固醇消炎止痛藥時，可先吃點東西，或是與食物一起服用，如餅乾、牛奶等墊底，便可以減少藥物對胃的刺激。

然而最近一個以「Rofecoxib（Vioxx，偉克適）對胃腸道影響」的大型研究中，卻意外發現由於Vioxx只抑制COX—2而對COX—1無抑制作用，雖然減少了胃腸道副作用的發生率，卻也破壞了血小板凝集的平衡狀態，而導致心肌梗塞、心絞痛、缺血性中風等心血管方面的副作用增加。

由於此研究的發現，藥廠隨即在二〇〇四年九月三十日公告此研究結果，並立即宣佈停產Vioxx，且回收市面上所有的Vioxx，這也表示目前沒有完全不傷腸胃的止痛藥，對需要時常服用止痛藥的病患而言，是相當可惜的事。不過目前仍有所謂「COX—2抑制劑」的產品存在，但這些產品並非純淨的「COX—2抑制劑」，只是對COX—1的抑制作用比一般的止痛藥少一點，可能對胃腸道的副作用也少一點而已，如Meloxicam（Mobic，骨敏捷），能減少對腸胃道傷害，可給長期需止痛藥物病患服用。

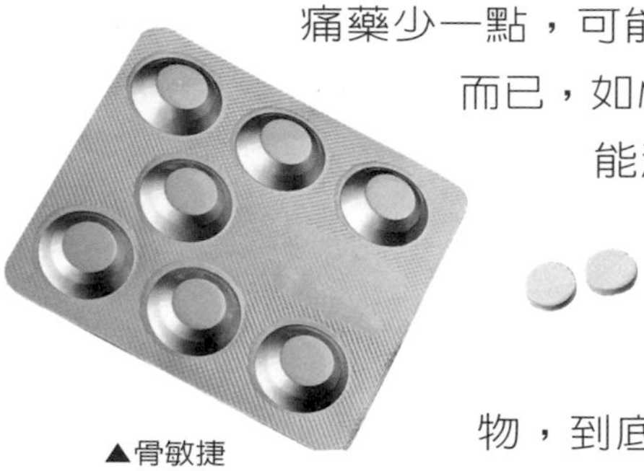

▲骨敏捷

如果必須要使用止痛藥物，到底該怎麼使用，才可以減少對身體的傷害？可以遵守下列原則：

- **多喝水，多排尿**：服用止痛藥期間，一定要多喝水，至少一天要喝超過2000c.c.到3000c.c.的水，才能將藥物毒素代謝出體外。
- **必要時才使用止痛藥，且使用時間要短**：一般腎臟科醫師會在病患的疼痛停止時，也立刻停止藥物，使用以不超過三天為主，但手術後病患不在此限。即使長期與疼痛為伍的關節炎病患，只要不痛，儘量不要吃止痛藥，關節炎用藥是有階段性的，急性期用消炎止痛藥，可以讓病患好過一點，之後就得靠病患自己做運動、復健、休息等，改善疼痛的狀況。

- **不要混用止痛藥**：最好不要混用兩種以上的止痛藥物，止痛藥物混用容易加強藥物副作用，增加肝腎中毒性，如含阿斯匹靈和普拿疼兩種以上的複方感冒藥或止痛藥，應儘量避免服用，最好使用單一成分的藥物，比較安全。

止痛藥不能治所有的痛。一般只對皮膚表層及臟器組織的傷害，並經由神經傳導的痛有效。因此疼痛時，最好找專業的醫師仔細評估病患的疼痛，找出最適用的藥。

執筆藥師 | 林慧芳藥師

希 樂 葆

希樂葆有心臟方面的副作用嗎？

Q

在新聞上看到和Vioxx（偉克適）同一類的藥——Celecoxib（Celebrex，希樂葆）也會引起心臟問題，我目前正在服用，請問應該停藥嗎？

A

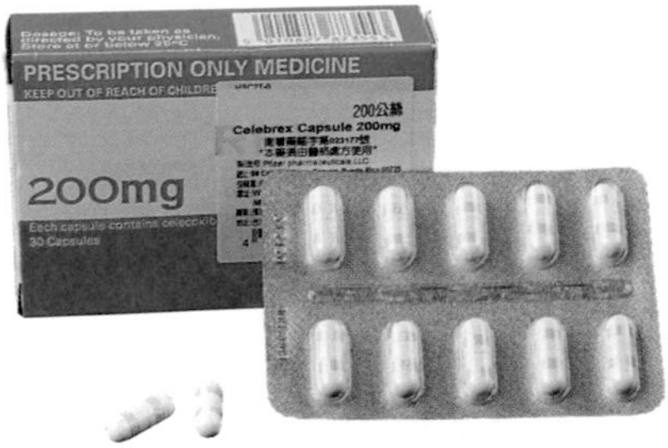

的確有研究報告顯示，服用關節炎及止痛藥物Celecoxib的病患，會增高心臟病發作的機率，此項研究是探討使用Celecoxib預防良性腫瘤腺瘤成效的研究。每日服用400到800毫克的病患，與服用安慰劑病患相較，罹患心血管疾病的風險會增加大約2.5倍。

上述研究可能是大劑量（每日服用400到800毫克）之下的危險性，若用於發燒頭疼或止痛時，每天100到400毫克，應仍屬安全。服用應小心劑量不要超過每天400毫克，也儘量不要長期使用超過一年。所以現在雖然不能對其它COX—2 Inhibitor，如Celecoxib對於心血管疾病的危險性下定論，我們還是建議臨床醫師在開任何COX—2 Inhibitor前，評估病患心血管疾病的危險性。

執筆藥師｜林慧芳藥師

痛風用藥

痛風該如何治療？

Q 前天我跟朋友一起吃火鍋，喝了些酒，之後不知昏睡了多久，突然右腳一陣劇痛，被送至急診，經醫師診斷為痛風，請問痛風該如何治療？

A 痛風為血中尿酸過高所引起的突發性關節炎，主要是尿酸結晶堆積在體內未能排泄出去所造成。體內因各種原因，堆積過多的尿酸在關節處，如腳趾頭關節、腳踝關節、膝關節、手腕關節，和軟骨、肌腱及腎臟組織上，造成嚴重的刺痛、紅腫、發炎的現象。

痛風的高危險群

痛風的高危險群，有：

- 家族中有遺傳痛風的體質。
- 男性罹患比率高於女性。
- 年齡超過四十歲以上。
- 有飲酒或嗜酒的習慣。
- 愛吃含「高普林質」的食物，如：動物內臟、海產等。
- 腎病病患或服食利尿藥的病患，也較容易罹患痛風。

治療痛風藥物

大致可區分為**消炎止痛藥、秋水仙素、副腎皮質賀爾蒙及降尿酸藥物**四大類，這些藥物除了降尿酸藥外，長期服用會造成身

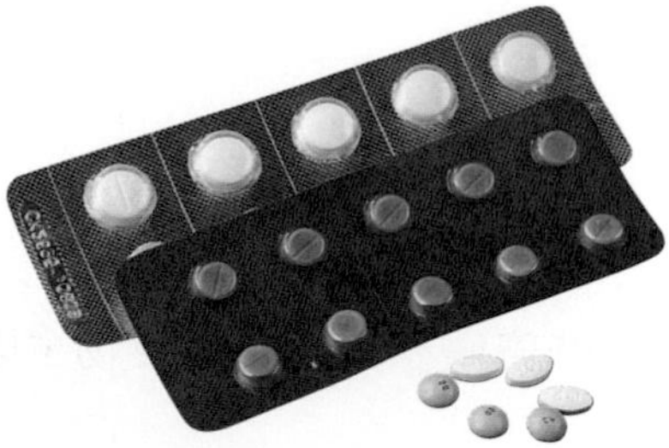

體健康的負擔。但是這些副作用大的藥物只在治療初期或出現嚴重症狀時才使用，只要正確治療，副作用的問題不必過於擔心。至於需要長期使用的藥物，是降尿酸藥物，降尿酸藥物的服用是不能中斷的，痛風過後應繼續服用降尿酸藥，使血中尿酸值降到7.0mg／dl以下，否則很容易導致病情惡化或復發，因此只要接受正確治療，副作用及傷腎的問題可不必考慮。藥物的劑量也得視病情的改善程度做適時的調整，所以痛風病患得定期就診、定期檢查，好讓醫師了解病情的變化，以作為開具處方用藥的參考依據，千萬不可自行購買藥物來服用。痛風最主要的治療方法是飲食的調整，藥物乃是用於急性期的緩解。

痛風病患的飲食原則，有下列幾項：

- **維持理想體重**：體重過重應減重，每月以減1公斤為宜，以免因組織快速分解而產生大量普林，引起急性發作。
- **避免食用普林含量過高的食物**，如：豆類、海鮮、菌菇類、菠菜、動物內臟、酵母食品等。急性期更應禁止。
- 急性發病期間，儘量**選擇普林含量低的食物**，如蛋類、奶類、葉菜類及各式水果。
- **每天多喝水**：約2000c.c.到3000c.c.以利尿酸排泄。
- **少喝酒**：因為酒精會使尿酸的產生增加，排除減少。

急性痛風發作是一種難耐的疼痛，所以在急性期當先以鎮痛消炎的藥劑來緩解病患的疼痛。但是止痛只是治標救急，最重要的是要接著以藥物來降低血中尿酸值，及避免一些會使尿酸升高的食物，以免痛風反覆發作。

執筆藥師｜林慧芳藥師

Part 4

皮膚疾病用藥

- 異位性皮膚炎用藥
- 皮膚癢用藥
- A酸
- 掉髮用藥
- 性激素
- 青春痘用藥
- 香港腳用藥
- 牛皮癬用藥
- 賀爾蒙貼片

異位性皮膚炎用藥

有什麼藥可以治療小兒異位性皮膚炎？

Q

我的孩子有異位性皮膚炎，半夜時皮膚癢的無法入睡又哭又鬧，也花費了不少錢，每次都會改善，卻無法根治。現在醫師開了一種Tacrolimus（Protopic，普特皮）有效嗎？會不會有副作用？

A

異位性皮膚炎是一種反覆發生的搔癢性皮膚炎，可能與遺傳有關，是嬰兒期及小兒期最常見的皮膚疾患之一，大約占小兒人口的3%到5%。60%的病患會在第一年發病，30%的病患在一到五歲間發病。氣喘病童合併有異位性皮膚炎約為20%。約有一半患有異位性皮膚炎的病患會合併氣喘、過敏性鼻炎的發作。大部分異位性皮膚炎的病患或其家人會有氣喘、過敏性鼻炎、或過敏性皮疹，我們稱為異位性體質。異位性皮膚炎通常是一個慢性的病程，病情時好時壞，約50%會在一歲半之前痊癒，另外一半的病情則會延續至兒童期。會加重病情的因子包括：冷、熱、乾燥的空氣、情緒、壓力的刺激等。平常為增厚性乾燥病灶，經過度搔抓後，呈破皮、濕潤、結痂的濕疹病容。大部份病患在十到十二歲前慢慢痊癒消退，僅少部分病患持續至成人期。

治療異位性皮膚炎的藥物有口服及外擦藥膏兩類。口服藥有三大類：

- **抗組織胺**：口服抗組織胺大多可有效控制搔癢，並且相當安全，是異位性皮膚炎的主要治療藥物，有些孩子甚至必須長期服藥，再逐漸減少藥量才能有效的控制。在治療上醫師最常碰到的問題，就是家長不給孩子吃藥，只是不斷的擦藥膏，反而是一種捨本逐末的辦法，不但治不好，長期擦藥對皮膚更是一種負擔。

- **抗生素**：在有合併細菌感染時，則必須同時使用抗生素。許多家長會自行停藥或不敢給孩子吃藥，反而使病情惡化或不斷反覆發作。
- **類固醇**：只用於嚴重的急性期，會快速的改善；但長期使用副作用大，因此異位性皮膚炎一般不需使用口服類固醇作長期的控制。

外用藥膏以類固醇類藥膏為主，藥膏的強弱會因皮膚問題的嚴重度、病患年齡、病灶部位之不同而調整。類固醇藥膏具有消炎、止癢及收縮血管作用，已知的不良反應有皮膚萎縮、皮膚色素脫落、青春痘等。有些家長不敢使用類固醇類藥膏的觀念是錯誤的，反而會延誤病情；有些家長則是自行買藥，根本不知藥物的強弱及使用方法，反而擦出許多後遺症。類固醇類藥膏跟其他所有藥物一樣，在醫師指示下正確的使用，是有效而安全的，併發症都是由於使用方法錯誤而造成的。

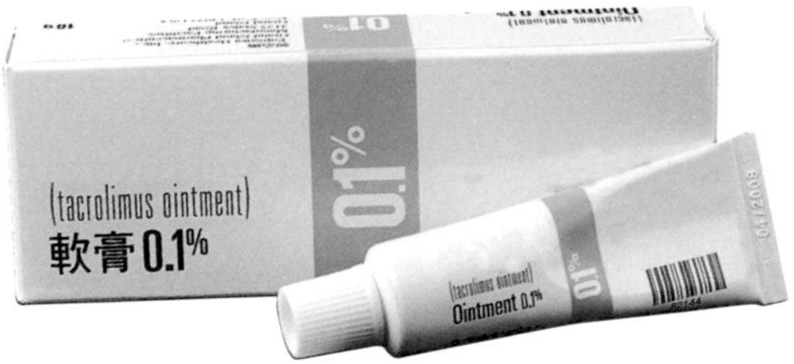

醫師開給病患使用的Tacrolimus（Protopic，普特皮），是一種不含類固醇的局部免疫調節藥，可以選擇性的抑制免疫細胞合成細胞激素的功能，改變發炎細胞的表面抗原，但不會影響纖維母細胞合成膠原蛋白的功能，因此大大的降低了副作用的發生。

剛開始使用之治療效果雖比不上類固醇藥膏來得快速，且初始時可能出現些微灼熱、刺癢的感覺，但不適感會逐漸減少，治療效果約在兩週內出現。從臨床統計數字顯示，80%的異位性皮膚炎病患在使用後三週內可達到75%的改善率。

至於其安全性，一般只要總量不超過每日10公克Tacrolimus，血中濃度低於10毫克／毫升，即可不必擔心全身性的副作用，如腸胃不適、血糖升高、血壓升高、腎功能或中樞神經受損等的發生。不過，此藥禁止使用於感染性皮膚病灶如細菌、病毒感染或有潰爛、破損之表皮，使用藥物期間避免日曬或接受紫外線照射治療。以上為所有病患都必須注意的事項，至於嚴重反覆發作的孩子，醫師會建議做進一步的檢查以找出較重要的過敏原。這些檢查包括特異性IgE抗體（抽血檢查）、過敏性皮膚試驗（針刺檢查）、貼布試驗等；如果能找到一些重要的過敏原，醫師會另外告知預防的方法。此外，針對過敏原施打減敏感的針對異位性皮膚炎的孩子們大多沒有幫助，有些甚至會惡化，因此一般不建議使用。

執筆藥師｜劉采豔藥師

皮膚癢用藥

皮膚癢有什麼藥可以用？

Q 我先生平時除了固定服用高血壓的藥物之外，並無服用其他藥物，每天清晨會固定散步或運動。但是一到了冬天，皮膚會特別覺得搔癢，還有紅腫。請問有什麼藥膏或口服藥可以使用嗎？

A 搔癢（Pruritus, Itching）為皮膚之不愉快感覺，將引起「抓之而後爽」的欲望，為皮膚科門診中最常見的症狀之一。可能因皮膚疾病（諸如疥瘡、蕁麻疹、皰疹皮膚炎、類天皰瘡、皮膚乾燥、昆蟲叮咬、藥物疹、各類溼疹等）所致，也可能與內在全身性疾病（諸如尿毒症、阻塞性膽道疾病、糖尿病、甲狀腺功能過高或過低、淋巴癌或血液惡疾、內臟器官癌症等）有關。其次，是因為天氣的變化使得很多人（尤其是老人家）每到冬天就全身搔癢不已，尤其在下肢的部位更加嚴重；有時根本看不到任何的病灶，只覺得皮膚乾燥而已，這就是俗稱的冬季搔癢症。為什麼會造成這個疾病呢？它的成因就是由於皮膚的油脂分泌減少，無法滋潤皮膚。因此，皮膚對外界的變化及刺激就很敏感，一些極小的刺激，如氣候變化、灰塵等，都會造成搔癢。

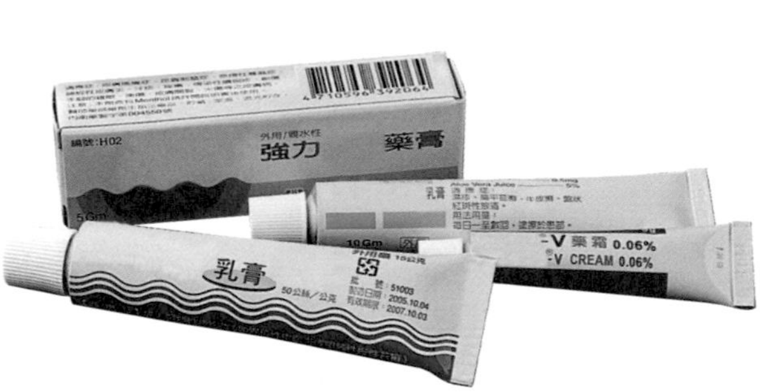

治療以口服抗組織胺加上中波紫外線照射為主。若病患搔癢病因不易找出時，則應去除誘發因素，如皮膚乾燥等。

使用鎮靜性抗組織胺（Sedating antihistamine）如Hydroxyzine及抗組織胺合併抗憂鬱製劑Doxepin應該可以減輕搔癢症狀。外用類固醇藥膏或非特異性抗癢製劑（如Menthol、Phenol）再輔以UVB照射，或許對某些病患亦具療效。但是在一些特殊的疾病如：阻塞性膽道疾病（Obstructive biliary disease）、糖尿病、尿毒症（Uremia）、血液疾病（Hematological disorders）如真性紅血球過多症（Polycythemia vera）與Hodgkin's 病等是屬於全身疾病引起的搔癢症狀，應該請醫師多加檢查後，分別給予特別的治療方式。

而皮膚乾燥症（Xerosis）為年老病患常見皮膚疾病之一，乃因皮膚功能退化，皮脂腺分泌減少而引起皮膚乾燥。治療之道為避免熱水泡澡，浴後立即敷抹潤膚油。若無法緩解症狀時，應該及早病史問診，從頭到腳詳盡詢問有關疾病（肝、腎、血液、內分泌系統等）及藥物史，將有助於早期發現致病原因，及早治療。

執筆藥師｜洪婷芝藥師

A 酸

A酸有什麼功效？

Q

我的女兒剛進入青春期，最近臉上長滿了青春痘。皮膚科醫師開了含有A酸的外用軟膏讓她塗抹。請問使用A酸有什麼應該注意的事項？

A

青春痘的生成與下列四大要素有關：賀爾蒙的變化、皮脂腺的分泌、毛孔開口處角質異常、與痤瘡桿菌的作用。所以剛進入青春期的青少年容易因為賀爾蒙的改變，使得臉上長滿青春痘。

常用且有效的青春痘外用治療藥物，主要的成分為維他命A酸（Retinoic acid）。A酸對於非炎性、粉刺型的青春痘特別有效。這類的藥物有去角質的作用，可以促進皮膚的新陳代謝，調節皮膚細胞的生長與分化、深入毛囊的厚壁，去除過度角質、抑制皮脂腺分泌，防止面皰和粉刺的形成。

使用A酸時可能出現的反應

- **使用初期**，因堆積角質去除，黑頭粉刺逐漸向上排出，皮膚有時會有發紅與脫皮的現象產生。皮膚變得較為乾燥，有時會伴隨皮膚癢的現象發生。當太刺激或脫皮乾

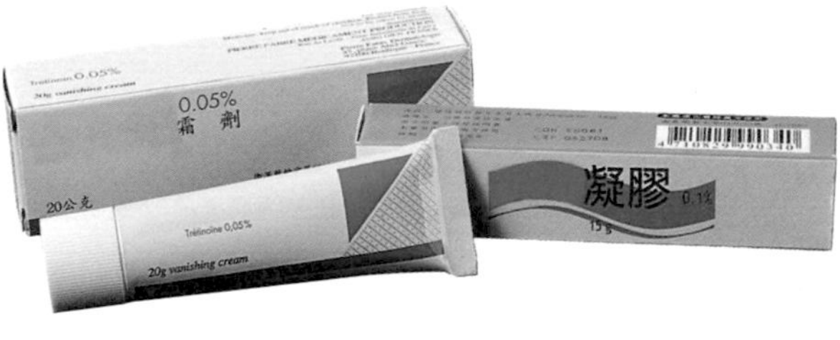

裂時，要停用數天，等皮膚恢復正常後，再繼續使用。

- **使用二到三週後**，青春痘可能會出現惡化的反彈現象，這是因為堆積角質去除粉刺往上排出，所以會感覺粉刺變多的現象。這些都是可預期的正常現象，不須太擔心，可以繼續使用。
- **持續使用八週後**，粉刺與青春痘漸漸減少，皮膚變得光滑有彈性。

使用A酸的注意事項

A酸具有光敏性，所以建議晚上休息前及洗臉後施用於痤瘡患部，擦薄薄的一層。A酸會使黏膜變乾燥而造成刺激性傷害，須避開眼部及嘴唇等皮膚黏膜。用藥前確定患部已經乾燥。若病患使用保養品，則保養品不可以含有酒精、香精、石灰質等收斂性成分。如果白天想使用A酸，一定要做好防曬工作，避免皮膚變黑。當皮膚有刺激、乾燥、癢痛現象時，需要找皮膚專科醫師治療，並且記得擦上保濕乳液，加強皮膚保濕工作，以免因過度使用造成皮膚的傷害。

執筆藥師｜涂睿恩藥師

掉髮用藥

女性也可以使用柔沛治療掉髮嗎？

Q

我是一位三十六歲男性，由於頭髮稀少，找醫師治療禿頭的問題，醫師有開一種叫做柔沛的藥物，效果還不錯。因為我妹妹也有相同的問題，想請問女性也可以用嗎？

A

禿頭，或者稱為掉髮較為適當，一般要先考慮是何種原因的掉髮，再來考慮用何種方式來治療。常見的掉髮原因有：產後掉髮、重病、梅毒性禿頭、頭癬、藥物、內分泌及新陳代謝影響、營養障礙等。雄性禿頭有一部分是男性賀爾蒙所影響的，但男性賀爾蒙量的多少並非主要因素，而是頭皮含有較多的5－α還原酵素成分，會將男性賀爾蒙轉變成二氫睪固酮（一種男性賀爾蒙），此賀爾蒙會導致毛囊萎縮退化及死亡，最後造成掉髮。這種特殊的酵素多半在頭頂前額濃度特別高，所以雄性禿是從前額開始，逐漸蔓延至頭頂，而周圍仍留有一圈頭髮，俗稱地中海型禿頭。

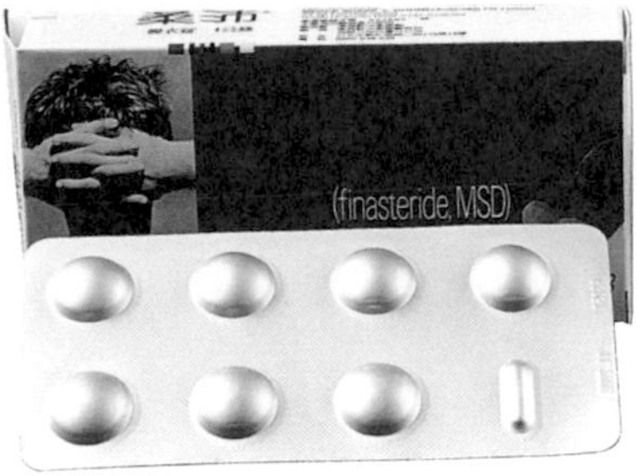

柔沛（Propecia）即是抑制此特殊酶，使二氫睪固酮的產生減少，毛囊免於萎縮，甚至促使新髮再生，一般男性若有雄性禿大多會使用此一藥物，但是女性禿頭可以用嗎？女性也有些是雄性禿頭，但是研究顯示此藥對女性是無效的，似乎與體內的男性賀爾蒙較無關係，因此不建議患有雄性禿的女性病患服用柔沛，最好是尋找專科醫師尋求協助。

執筆藥師｜吳佳頤藥師

性激素

性激素也可以拿來治療青春痘嗎？

Q

最近因為青春痘狂冒，去看了皮膚科，結果醫師開了Diana－35給我服用，說我是內分泌失調，但這藥不是避孕藥嗎？

A

青春痘的產生起因於男性賀爾蒙（Androgen），男性賀爾蒙會刺激毛囊皮脂細胞分泌皮脂，導致細菌孳生和發炎，最後可能形成粉刺、丘疹、膿等。而男性賀爾蒙並非是男人的專利，女性的卵巢和腎上腺也會製造男性賀爾蒙，所以女性長青春痘大多數都是與內分泌異常有關。對於成年女性來說，形成青春痘的原因通常是月經來前賀爾蒙不平衡所造成，而想要阻斷賀爾蒙對青春痘的影響，就必須從調節賀爾蒙做起。通常如果只是使用抗生素或去角質的藥物，都只是治標並非治本。所以若能藉由降低體內男性賀爾蒙的量，青春痘就可以恢復得比較好。

賀爾蒙製劑的口服避孕藥中，Diana－35（黛麗安）除了能避孕用，還可以用來治療女性臉上的青春痘。其內含少量兩種賀爾蒙Cyproterone acetate及Ethinylestradiol，其中Cyproterone acetate（一種黃體激素）具抑制雄性激素的作用，所以能改善因雄性激素分泌過盛而導致的疾病，如多毛症、青春痘等，但若單獨使用，會攪亂月經週期，所以會搭配Ethinylestradiol

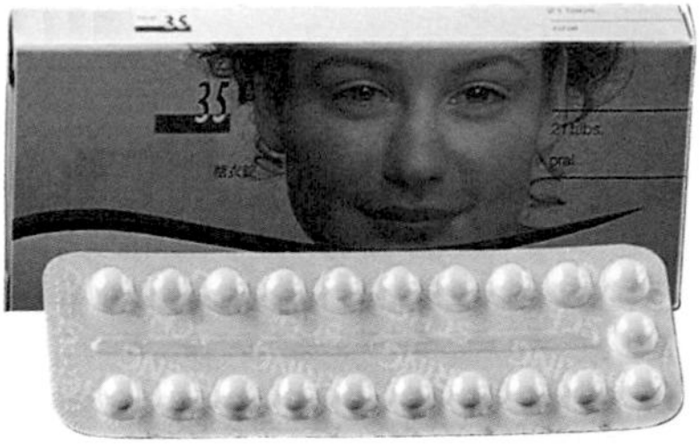

（一種雌激素）一起使用。

但男性青春痘則不適合使用。黛麗安，規格為二十一粒包裝，正確用法是從月經來潮的第五天開始服用，每天一錠，服完二十一天後休息七天，模擬女人正常的生理週期。

那何時才能使用性激素來治療青春痘？當局部外用製劑（如：果酸和抗生素）治療無效時才可考慮，並要仔細評估病患有無心血管（靜脈曲張、高血壓、血栓或中風等）、內分泌（過度肥胖、糖尿病、高膽固醇等）、及婦科異常（乳房疾病等），才可以在醫師嚴密的監控下施行。不適當的用法或任意服用賀爾蒙，反而會擾亂體內的內分泌系統，使卵巢子宮的機能受損，造成更大的副作用。

執筆藥師｜石美玲藥師

青春痘用藥

有什麼藥可以治療青春痘？

Q

我的女兒最近臉上長滿了青春痘，心情非常不好，也很害怕上學，不知道有什麼藥可以治療青春痘？

A

青春痘（醫學專有名詞為痤瘡）的生成主要是因毛囊皮脂腺發炎，好發於皮脂腺分佈較多的部位，除了臉部外，頸部、胸部、背部與上臂等處皆是皮脂腺分佈較多的部位。治療方式可分為**局部治療**與**全身性治療**。依臨床表徵不同而選擇不同的方式，輕度青春痘可以用局部治療方式達到治療效果，全身性治療則應用於中度或嚴重度青春痘；青春痘必須經由皮膚科醫師診斷確認是何種型態的青春痘，再對症下藥。因此，最好不要自行買藥塗抹，如果處理不當，可能造成難以消去的疤痕。治療青春痘的藥物可分為外用藥膏（藥水、凝膠等）與口服藥物，常用的藥物如第117頁所示。

臉上長滿青春痘的確令人難過，青春痘的治療除了藥物治療，還須給予病患適當的支持與心理建設，建立病患的自信心，讓他（她）可以以正確的觀念面對青春痘造成的不適（生理或心理），並與醫師配合耐心治療，最重要的是要保有開朗愉快的心情，勇敢面對「青春痘」的挑戰，做個樂觀開朗的「戰痘」勇士，相信戰勝青春痘是指日可期的，加油！加油！加油！

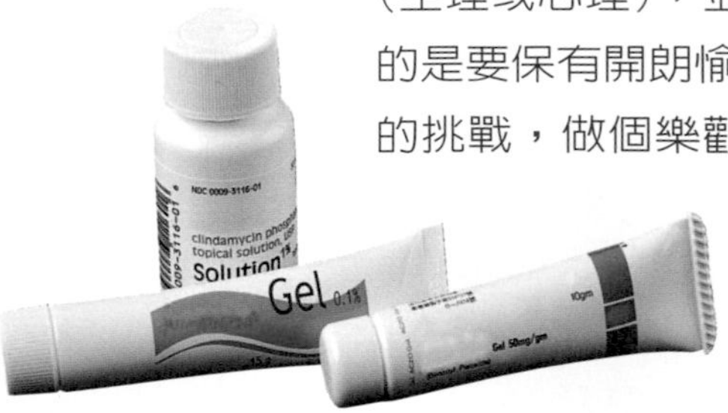

執筆藥師｜高玉玲藥師

治療青春痘常用的藥物

治療方法		藥　物	用　法*	常見副作用／注意事項
局部治療	外用維生素A酸衍生物	Tretinoin乳膏或凝膠	每天1到2次	局部刺激性、光敏感性（可以使用防曬乳）
		Adapalene乳膏或凝膠	每天1到2次	局部刺激性、光敏感性（可以使用防曬乳）
		Isotretinoin凝膠	每天1次	局部刺激性、光敏感性（可以使用防曬乳），孕婦或哺乳婦女不建議使用（藥物懷孕分級為X）
	外用抗生素	Metronidazole乳膏或凝膠	每天2次	
		Tetracycline乳膏或溶液	每天2次	可能會造成皮膚或衣服染成黃色
		Clindamycin乳液、凝膠或溶液	每天2次	可能會造成偽膜性腸炎
		Erythromycin乳膏、凝膠、藥膏或溶液	每天2次	
		Azelaic acid乳膏	每天2次	
全身性治療	口服抗生素	Tetracycline	250到500mg 每天2次	勿與制酸劑、鐵劑併用、孕婦或十二歲以下小孩不建議使用（可能造成牙齒變色）
		Doxycycline	100mg 每天2次	光毒性、食道潰瘍
		Minocycline	100mg 每天2次	眩暈、牙齒變色
		Erythromycin	250到500mg 每6小時1次	腸胃不適
	口服Isotretinoin	Isotretinoin	遵照醫師指示	孕婦或哺乳婦女不可使用（藥物懷孕分級為X）、光敏感性等

*請遵照醫師指示使用／服用

香港腳用藥

除了療黴舒，還有什麼藥膏可以治療香港腳？

Q

香港腳聽說要擦療黴舒，我跟醫師說幫我開這種的，可是拿到藥後看中文名還是英文名都不是啊，擦療黴舒會有效嗎？除了療黴舒還有什麼藥膏可以治療香港腳？

A

香港腳的醫學名詞為足癬，是一種皮癬菌造成皮膚表淺黴菌感染，發病率極高，尤其到了夏天，人體出汗量增加，皮膚表皮又濕又熱，更容易導致足癬的復發、傳染和症狀加重。一般的治療方式為使用外用藥膏局部塗抹患處，若症狀較為嚴重則會搭配口服抗黴菌藥物一起使用。

市面上足癬的外用藥種類繁多，價錢也不同。例如：

- Azole類藥膏，如Clotrimazole、Miconnazole、Ketoconazole等。
- Allylamine類藥膏，如療黴舒的成分Terbinafine。
- Tolnaftate。
- Benzoic acid。
- Zinc undecanoate。
- 搭配類固醇類藥劑而具抗發炎止癢的複方藥膏。

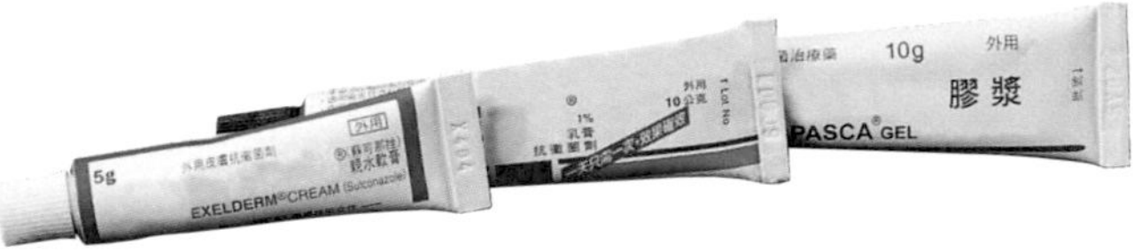

單就抗黴菌的成分來說，療黴舒目前是被認為最有效的藥膏，只需於患部一天擦塗一到二次，香港腳只要擦塗一到兩個星期就會好了。其他類的藥膏，則一天塗擦的次數更多、更頻繁，治療的週期要更長，效果才會出現。

在塗擦藥膏時為促進藥物的吸收，達到較好的治療效果，最好在清潔腳後且擦乾再塗抹藥膏。香港腳在治療期間快痊癒時，可能會無痛無癢讓人認為已經好了，不需要再塗擦藥膏而停止擦藥，此時很容易導致香港腳的復發，應該在認為好了的時候有耐心的再擦藥一段時間再停，才能降低復發的機率。

由於香港腳的黴菌在溼熱的地方很活躍，極容易復發及感染，所以平時要注意個人衛生，不要與他人同穿一雙鞋；在潮濕地方不要赤腳，保持腳趾間的乾淨、乾爽；洗腳後要盡快將腳上的水分擦拭乾；鞋子要常清洗曬太陽等。做好預防，才能杜絕香港腳。

執筆藥師 | 鄭秀娟藥師

牛皮癬用藥

如何使用治療牛皮癬的「史帝富」保麗娜液和普麗液？

Q

我的皮膚會掉屑屑，醫師說是牛皮癬，同樣的「史帝富」藥水開了大、小瓶兩種，讓我帶回家洗，突然忘記醫師說要怎麼用了，醫師又下班了，請問這藥水該怎麼使用？

A

牛皮癬是一種很常見、時好時壞、無法根治的皮膚病，但並不具傳染性，因皮膚常常掉屑屑，所以又叫銀屑病。

一般治療使用的局部藥物有四種：第一種，煤焦油類藥劑；第二種，恩林（Dithranoe）；第三種，皮脂類固醇；第四種，維生素D3。

「史帝富」屬於煤焦油類的藥劑，有兩種產品，一種為保麗娜液Polytar Liquid，主要用於頭部方面的牛皮癬，還有頭皮屑、濕疹、脂漏性皮膚炎、搔癢等等的皮膚疾病；另一種為普麗液Polytar Emollient，用於身體部位的牛皮癬和濕疹、異位性皮膚炎、脂漏性皮膚炎、搔癢等等的皮膚疾病。

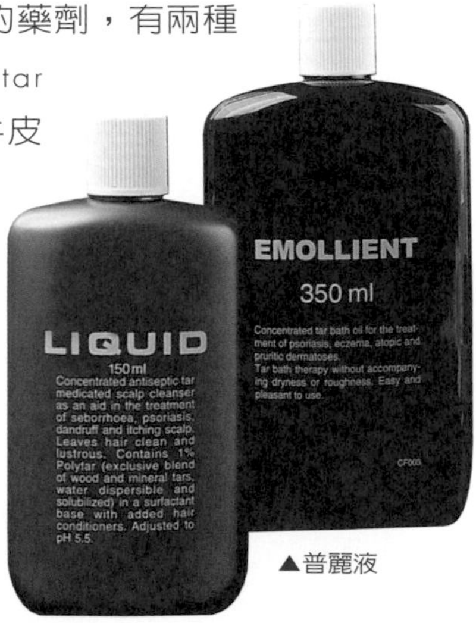

▲普麗液

▲保麗娜液

Polytar Liquid的使用方法是如一般的洗頭方式，先將頭髮沖濕，倒上適量的藥液，搓洗頭皮，然後停留一段時間使藥液能夠浸入頭皮裡，之後再用清水反覆沖洗乾淨就好了。頭髮比較油膩或者頭皮屑比較多的人，用水多沖洗一到兩次。通常一個星期使用一到兩次。

Polytar Emollient在使用之前須先搖一搖使藥液均勻分佈，倒二到四個瓶蓋的藥液於澡缸內約二十公分高的水量中，之後浸泡個十五到二十分鐘就可以了。或者直接將藥液倒在患處，然後拍乾。

使用「史帝富」須特別注意的事項

- 只限於外用，要避免接觸到眼睛及其他黏膜。
- 若使用有刺激現象產生，則應該馬上停止使用此產品，應回診請教醫師。
- 若病情無好轉，持續惡化，應該停藥，回診由醫師評估是否該改換其他藥物。
- 使用此藥物後會對光有敏感性，所以在使用後要做好防曬措施，儘量避免日曬，以免曬傷。
- 若內容物有硬塊產生時，應捨棄不用。藥品的保存要放在乾燥陰涼、小孩子拿不到的地方，和避免陽光的直接照射。

執筆藥師｜鄭秀娟藥師

賀爾蒙貼片

如何使用經皮吸收的賀爾蒙貼片？

Q 這陣子身體常常會燥熱，情緒不定，又有些年紀了，醫師說是更年期到了才會這樣，補充些賀爾蒙就好了，開給我可麗貼，不知道這貼片該怎麼貼？要注意什麼嗎？

A 可麗貼是更年期婦女使用的賀爾蒙貼片，通常用在停經症候群的症狀緩解及停經後骨骼疏鬆症的預防方面。外觀為一片橢圓形的半透膜，附著在透明的硬塑膠保護片上。

使用時應先剝掉半片保護片，將露出的半邊貼片貼在潔淨乾爽無傷口的皮膚上，如上腹部或臀部上方，再剝掉另一半保護片，然後再用手掌心緊壓約十秒鐘，確保貼片固定在皮膚上。打開包裝、除去襯墊後的貼片，應該要馬上使用，不可貼於胸部，且應儘量避免腰圍部位，因衣褲的穿脫可能會導致貼片容易脫落。貼片使用的部位應該輪流替換，不要重複貼在同一個部位，貼過的部位最少要停一個星期後再繼續貼。貼片的使用為一週一片，一個星期更換一次，使用過後的貼片對折後丟棄。

通常外用經皮膚吸收的貼片，會因藥物的藥性和作用時間的長短不同，所以使用的方式或時間都會有所不同，需依照醫師的指示來使用，不可隨意的加減使用的數量或次數，避免增加藥物的副作用或降低藥效，以致使用無效的情形發生。

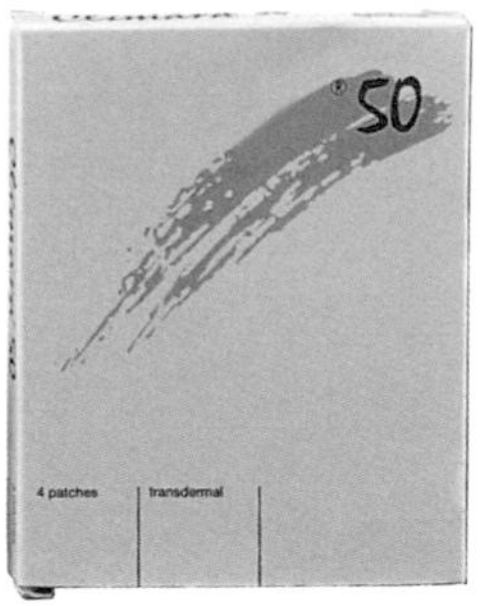

貼片應該貼在乾淨、乾燥、沒有毛髮或沒有傷口的皮膚上，每次應該貼在不同的部位，避免對同一部位皮膚造成傷害。貼片在撕去保護膜後，將有黏性的那一面貼在胸部、肩膀、臀部上方、大腿、背部等部位上，然後輕壓貼片數秒使其固定在皮膚上，避免脫落。

貼片使用的期間，一切活動都可以正常進行，比如：沐浴、游泳等，當不小心掉落時，應重貼上另一張新的貼片，而且要貼在不同的部位上，在原本應該更換的時間撕下。用過的貼片應該對折後丟棄，若是管制的藥物的貼片，須送回藥局處置。在沒有醫師評估下，不可以隨意的停藥。藥物的保存要放在乾燥陰涼、小孩子拿不到的地方，和避免陽光的直接照射。

執筆藥師 | 鄭秀娟藥師

Part 5

呼吸道疾病用藥

- 鼻病用藥
- 止咳藥
- 氣喘用藥

鼻病用藥

吃了治鼻塞、流鼻涕的藥為什麼會想睡？

Q

之前我有點著涼，沒有發燒，但是有流鼻水、鼻塞的情形，我就到外面的藥局買了一般的成藥服用，可是藥吃完後，感覺好像很想要睡覺，頭暈暈的，請問這是藥物引起的嗎？

A

當有小感冒，如打噴嚏、流鼻水、鼻塞的症狀發生時，我們可以先採取自我照顧的方式處理，也就是可以先到藥局購買成藥服用，症狀比較嚴重一點可能就要到診所就醫。不管是藥局買的藥或是醫師開立的藥物，服用之後大部份均會感覺頭暈、想睡、全身無力感等。有些是疾病本身就會有這些症狀，另外就是服用的藥物是會造成嗜睡的反應。

目前可以用來治療鼻塞、流鼻水的藥物有解鼻充血劑與抗組織胺，前者主要是作用在鼻腔黏膜中的微血管，使血管收縮，降低鼻黏膜的腫脹，可以緩解鼻塞的症狀。這類藥物一般是短期使用，因為長期使用之後，一旦停藥，會導致反彈性的血管擴張，使得鼻塞的症狀更為嚴重。這類藥物服用後通常會有中樞神經興奮的作用，因此比較不會嗜睡。

抗組織胺，就是對抗組織胺的作用，因為組織胺在體內會使氣管等平滑肌收縮，也會使得鼻塞的症狀嚴重，像是流鼻水、鼻子癢、打噴嚏等，這時候使用抗組織胺可以緩解上述症狀，不過對於鼻塞的治療效果不好，因此常會搭配解鼻充血劑一起使用。由於第一代抗組織胺的親脂性好，容易到達中樞神經，因此會造成嗜睡、注意力不集中的情形。不過現在有第二代抗組織胺，藉由降低親脂性，使藥物不會進入中樞神經系統，減少嗜睡的副作用產生。

執筆藥師｜廖敏惠藥師

鼻病用藥

如何使用鼻噴劑？

我的小孩之前常常鼻塞、流鼻水，醫師說是過敏性鼻炎，開了一些藥物和一瓶噴劑，說是噴鼻子用的，請問這個噴劑要如何使用呢？

過敏性鼻炎常見的症狀有鼻塞、流鼻水、打噴嚏、鼻涕倒流，嚴重時會有眼睛搔癢、流淚等症狀發生，雖然這些情況是不會影響到生命安全，但是會因為不舒服而使生活品質降低，對於兒童就會影響課業與學習能力等。這時就需要用藥物治療，一般常用的藥物有抗組織胺、解鼻充血劑、類固醇等。

常見藥物投予方式有口服和噴鼻兩種，口服藥物是最常用的，但是產生藥效的時間較慢，且容易有全身性的副作用。利用鼻噴劑可以迅速發揮藥效，而且藥物只作用於鼻黏膜，不會經由血液到達全身而產生副作用，尤其是使用類固醇鼻噴劑更是比口服方式安全。

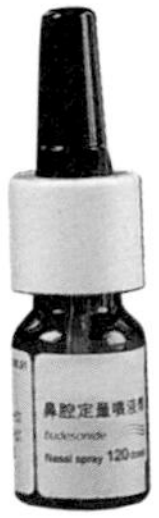

使用鼻噴劑時要注意：**保持頭部直立平視，並儘量保持藥瓶的瓶身直立**。在按壓時需用力、快速往下壓，如此噴出的劑量比較完全。

使用鼻噴劑的步驟

（摘自慈濟醫院藥劑科用藥指導卡）

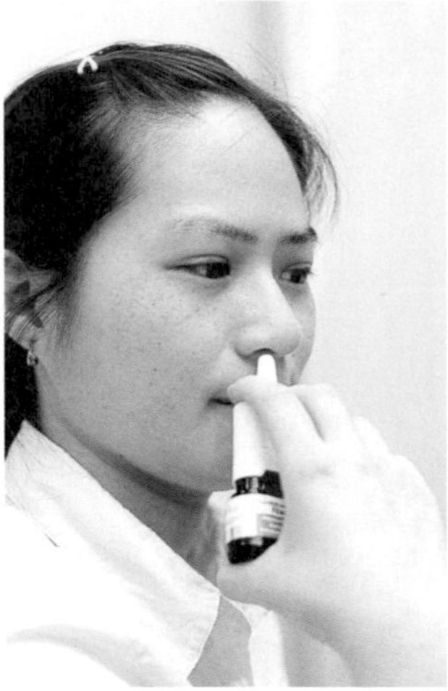

1. 先將鼻涕擤乾淨。
2. 搖晃藥瓶以使藥液均勻分布。
3. 打開瓶蓋。
4. 以食指、中指各夾住藥瓶上方，拇指在瓶子下方。
5. 將噴頭插入一邊鼻孔，一手輕壓另一邊鼻孔，噴出指定劑量。
6. 吐氣。
7. 在另一邊鼻孔重複相同步驟。
8. 使用完畢，用乾淨的棉花或紗布擦拭之後蓋回瓶蓋。

執筆藥師｜吳佳頤藥師

止咳藥

止咳藥吃太多有什麼壞處？

我朋友時常咳嗽，咳嗽時他就喝止咳糖漿，已經喝好幾個星期，還是咳嗽不止。請問止咳藥可以長期使用嗎？

咳嗽是一種呼吸道清除雜物最有效的機轉，也是保護呼吸系統最好的方式。在使用止咳藥之前，必須知道是什麼原因造成的咳嗽。有些是感冒引起的，只須症狀治療；有些是藥物引起的，只須停止用藥即可；但是有些長期慢性咳嗽有可能是肺結核或是肺癌的前兆，若不及時就醫，可能會延誤病情，所以咳嗽不可隨便使用止咳藥。

其實咳嗽是有助於呼吸道分泌物的排出，輕度而不頻繁的咳嗽不必使用止咳藥。如果咳嗽伴有黏痰和膿性分泌物時，則不宜立即使用止咳藥，否則，痰液不能及時被排出，滯留在呼吸道及肺部，易引起其他疾病，如：肺氣腫、支氣管擴張等。所以，對於有痰的咳嗽，一定要設法把痰排出，使呼吸道的分泌物（痰液）徹底咳出後，咳嗽症狀才能緩解。

有些市面上販售的止咳糖漿成藥中含有可待因成分，含量雖低，但因許多人誤以為成藥是安全的而長期使用，結果造成可待因成癮。治療咳嗽絕不能拼命給止咳藥而已，必須找出原因對症下藥。咳嗽的治療必須考量氣管能否擴張，使得痰液順利的咳出、稀釋呼吸道的分泌物以及降低呼吸道的水腫程度。最好的治療方式是減少刺激物的接觸，若痰液已經產生，應降低痰液的黏稠度使其容易排出，而不是一味的使用止咳藥，如此才可以縮短治療時間。 執筆藥師｜吳佳頤藥師

止咳藥

所謂化痰藥真的能化痰嗎？

Q

感冒時喉嚨、鼻子常常會有許多的痰液阻塞，講話就感覺怪怪的，又有鼻音。醫師開了化痰藥給我，可是吃下去後似乎更嚴重了，請問我還要繼續吃嗎？

A

並沒有任何一種藥能真正的化痰。

化痰藥是一種比較模糊的名稱，其實應該是指祛痰劑（Expectorants）與痰液溶解劑（Mucolytics）兩種，這兩種的藥理作用方式不同，但是最終目的是促進痰液的排出，降低咳嗽的發生。臨床上也常常和止咳藥物併用來達到止咳化痰效用。

膿化清（Acetylcysteine）是痰液溶解劑，能斷裂黏液中黏多蛋白質之雙硫鍵（Disulfide linkages），因而降低黏液的黏度，使得痰液易於排出。

其他作用類似的藥物有先樂（Serratiopeptidase）。

氣舒痰（Bromhexine）則是對支氣管具有刺激黏液分泌與溶解黏液的作用，可減低黏液黏度及活化纖毛上皮的作用進而促進黏液排除。

平痰息錠（Ambroxol）則是Bromhexine的活性代謝物，具有良好的祛痰效果。

Mucora是碘和甘油的複合體，可以增加呼吸道的液體流動性，可以幫助較濃稠的黏液液化。雖然藥效比無機碘差，但對胃腸道的刺激性較低，較易被接受。

碘化鉀溶液也可以祛痰，主要是碘能夠增加呼吸道黏液的分泌進而降低痰的黏稠度，但是腸胃副作用較大，現在已

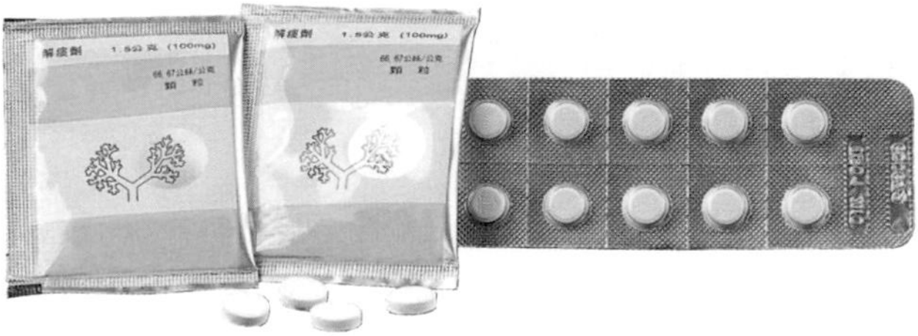

不常使用。

複方感冒藥中的滅咳康複合膠囊（Medicon-A）中含有三種成分，除了Dextromethorphan是止咳藥，Potassium cresolsulfonate可使痰液稀釋，Lysozyme可以分解黏稠痰，均可促進痰液的排除。

雖然臨床上有許多所謂的化痰藥，但是，臨床實驗證實，使用這些藥物，並不會真正減少疾病，或使痰液減少，所以化痰藥這個名稱應該是要被淘汰的。唯有補充足夠水分，才能使痰液水化，排出體外。

執筆藥師｜吳佳頤藥師

止咳藥

喉糖可以保養喉嚨嗎？

Q

最近有點著涼，沒有發燒、感冒，但是就是喉嚨怪怪的，一直咳，也沒有什麼其它問題。請問可以服用喉糖來緩解這種症狀嗎？會不會有其他問題？

A

當喉嚨感覺怪怪，一直咳，可能要先找出病因，常見的原因包括病毒或細菌的感染、抽菸、空氣污染、氣候乾熱、花粉、灰塵或其他會引起過敏的物質。若是咳嗽症狀很輕微，次數不多，不會劇烈咳嗽，可以服用市面上所販售的喉糖來緩解咳嗽。但是喉糖並非萬靈丹，不可以服用過多。

最常被用來當喉糖的成分是薄荷，尤其是市面上所謂的超涼口香糖或喉糖，都是利用薄荷的揮發性來達到清涼的作用。但是因為薄荷成分會刺激口腔內的神經，導致會有一點點麻痺的感覺，而清涼的薄荷分子會揮發到鼻腔內刺激嗅覺細胞。味覺變遲鈍之後，容易造成增加使用量，才能有清涼的感覺。

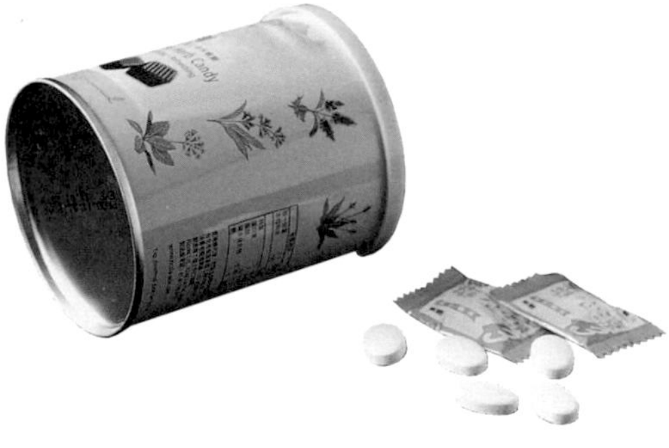

長期過量使用含有薄荷成分的喉糖，會造成過度刺激口腔粘膜，使得口腔粘膜變薄，對於冷、熱、刺激性的物質（例如辣椒）的耐受性降低，嚴重時甚至會造成受傷。而揮發性的薄荷分子也會過度刺激鼻內血管，造成膨脹、充血、甚至於頭痛。因此，使用含有薄荷成分的喉糖要注意不可過度服用。

喉糖依所含成分不同可分為藥品級與食品級，藥品級的喉糖會標示衛福部藥物許可字號。

含有酚的喉糖有殺菌的功能，可以殺死表層的細菌，另外也有麻醉作用，可以降低痛癢等不舒服感覺。

若是含有鋅的喉糖，有緩解咽喉疼痛作用，但不可服用超過七天，以免影響體內的礦物質的平衡。

另外，喉糖中常用的成分有薄荷腦（Menthol）、咖啡鹼（Caffeine）、格利西力（Guaifenesin）、諾司卡賓（Noscapine）及當作防腐劑用的苯甲酸等，咖啡鹼會導致失眠、刺激腸胃；格利西力會有噁心、嘔吐、嗜睡、胃腸不適；諾斯卡賓會有嗜睡、眩暈、頭痛、皮膚疹；另外，肝功能不好的人服用太多苯甲酸，將對肝功能造成負擔。因此，服用喉糖，適可而止，嚴重或長期咳嗽還是需要找醫師檢查咽喉才行。

執筆藥師｜吳佳頤藥師

氣喘用藥

為何氣喘藥有的須每天用，有的是需要時用？

我的醫師說我有氣喘，於是開了兩種吸入劑給我，其中一罐是每天吸的，另一罐是氣喘發作時使用，請問這兩種有什麼不同？

氣喘用藥可分兩大類：支氣管擴張劑及抗發炎藥物。其作用分別為擴張已收縮的支氣管平滑肌及減輕氣道的發炎反應而改善症狀。支氣管擴張劑通常是急性症狀的緩解用藥，而抗發炎藥物則是作為長期預防發作的用藥。

支氣管擴張劑

- **乙型交感神經興奮劑**：依作用時間可分長效與短效，短效吸入型劑型，可迅速緩解支氣管痙攣，為急性氣喘發作的最佳藥物，兒童病患除給予吸入性藥物外，最好同時服用口服短效乙型藥物，因為吸入藥物效果不定。運動前，吸入短效乙型藥物，可預防運動誘發性咳嗽或氣喘。控制夜咳症狀時，可用口服或吸入型長效乙型藥物，常見副作用為手腳發抖、活動力增加或失眠及心悸，這些副作用在劑量減半時大多可改善。
- **抗乙醯膽鹼藥物**：只有吸入型的藥物，通常是在醫院或是居家使用，效果較乙型交感神經興奮劑差一點。
- **茶鹼藥物**：效果也較乙型交

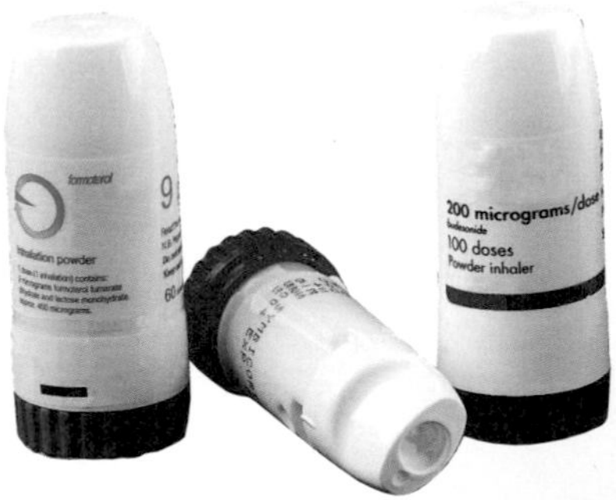

感神經興奮劑差一點，因為毒性較大，大多是當作最後一線藥物使用。

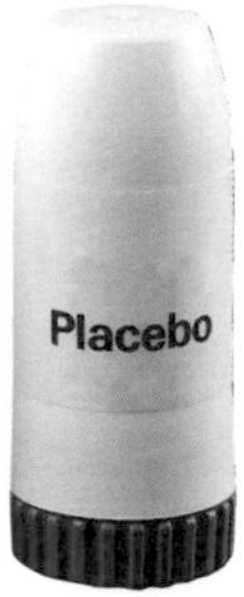

抗發炎藥物

- **類固醇**：有抗發炎及穩定肥胖細胞的特性而降低氣管過度反應性，雖然沒有直接氣管擴張作用，但可以增強乙型交感神經興奮劑的反應與增加乙型接受體數目，並使血管收縮，降低氣管水腫。吸入型類固醇可以作為預防使用，注射類固醇通常是急性發作時的治療用法。
- **細胞穩定劑**：指的是咽達永樂吸入劑（Cromoglycate），可以穩定肥胖細胞，預防發炎化學媒介物的釋放，作為預防輕度氣喘發作，無法緩解已發作的氣喘。
- **白三烯素（Leukotriene）拮抗劑**：是重要的發炎媒介物，會增加黏液分泌與造成呼吸道水腫，引起支氣管收縮。白三烯素拮抗劑的欣流（Singulair），一般建議是夜晚服藥，目的是為了在整個晚上與清晨達到最高的藥物血中濃度，因為這些時間是氣喘症狀最常出現的時機。

氣喘用藥有許多種藥物可以選擇，通常是依照氣喘的嚴重程度及其他疾病因素來決定用藥組合。在急性發作無法用短效吸入劑緩解時，應立即送醫處理，以免影響生命安全。

執筆藥師｜吳佳頤藥師

如何使用治療氣喘的吸入劑？

Q

醫師開立氣喘用的吸入劑給我帶回家使用，請問吸入劑要如何使用？

A

通常氣喘或支氣管炎的病患，醫師有時會處方吸入劑型來治療或緩解呼吸不順的症狀，做成吸入型的藥品只有作用在肺部、支氣管處有療效，不會影響到全身，避免作用到其他地方而產生不必要的副作用。由於藥廠的技術不同，所製造的吸入器也會有所差異，目前常見的吸入器有定量噴霧吸入器、都保吸入器、胖胖魚乾粉吸入器三種。

- **定量噴霧吸入器**：有定喘樂定量噴霧液、冠喘衛定量噴霧液、使肺泰優氟吸入劑等。其使用方法如下：

1. 將蓋子移去。
2. 將噴霧劑上下搖動，預防藥物沉澱。
3. 接上塑膠輔助管。
4. 慢慢呼一口氣（請勿對吸嘴吹氣）。

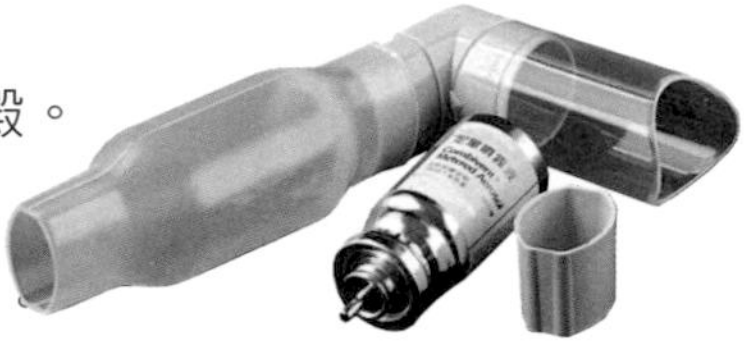

5. 用兩唇含住塑膠輔助管的另一端，開始緩慢深吸氣並同時將鐵罐往下壓，繼續緩慢深吸氣的動作不可間斷。
6. 將吸入劑從嘴唇移開，閉氣十秒。
7. 蓋回瓶蓋。
8. 將鐵罐拆下，口含器與塑膠輔助管用清水沖洗並晾乾。
9. **注意事項**：若醫師指示需再吸下一劑，請至少間隔一分鐘。

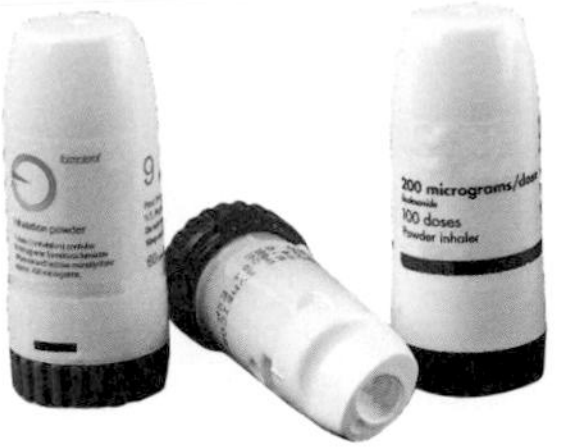

● **都保吸入器**：有撲咳喘、可滅喘、優吸舒與吸必擴等，使用方法如下：

1. 將蓋子旋開移去。（圖1）
2. 一手握著瓶子，另一手握住底盤，將底盤先向右轉到底，再向左轉到底，聽見「卡」一聲，表示已經充填一次藥量。（圖2）
3. 慢慢呼一口氣（請勿對吸嘴吹氣）。（圖3）
4. 用兩唇含住吸嘴，「深深快速」的吸飽一口氣。（圖4）
5. 吸入藥粉後，將吸入瓶從嘴唇移開，閉氣約五到十秒。（圖5）
6. 用乾布或衛生紙將吸嘴擦拭乾淨，蓋回瓶蓋並旋緊。
7. 手握住吸嘴向上拔，拆下吸嘴後用乾布將吸嘴內的藥粉擦拭乾淨，絕對不可用水清洗。
8. **注意事項**：都保一次劑量很少，吸入後幾乎沒有味道與感覺，若使用正確即可吸入足夠治療劑量，若非醫師指示切勿再使用一次。底盤是咖啡色的都保使用後需以開水漱口。當指示窗的紅色記號出現，表示還有二十次劑量，當紅色記號轉到指示窗下緣，表示藥已用完。

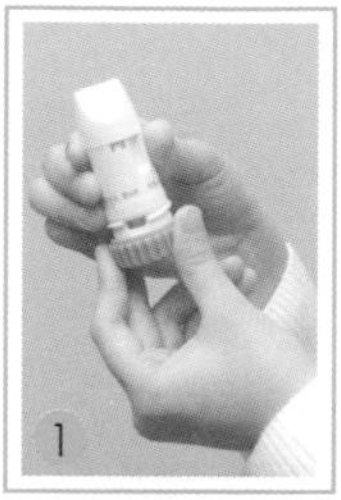
1

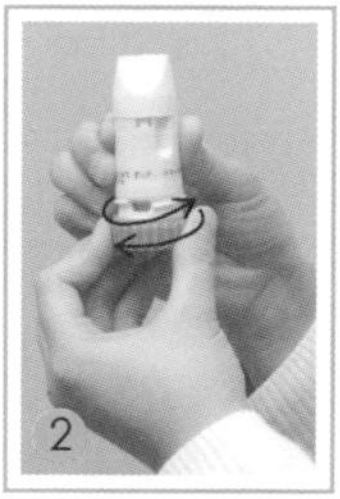
2

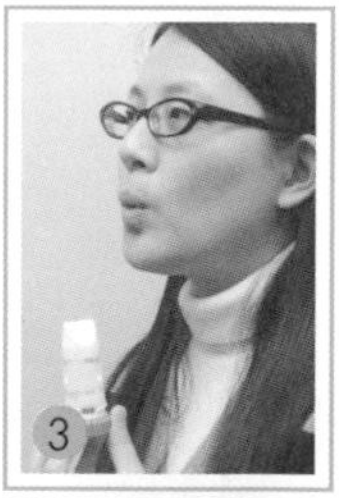
3

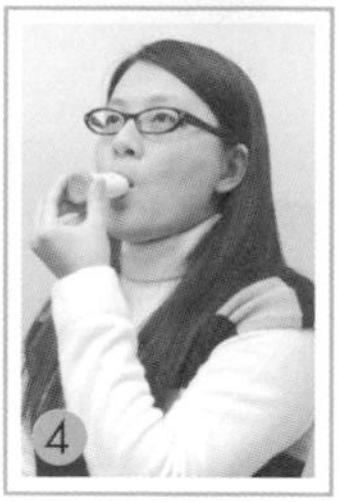
4

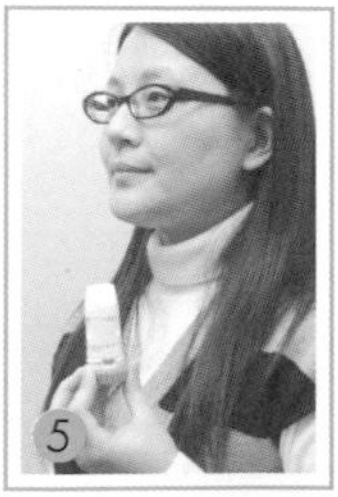
5

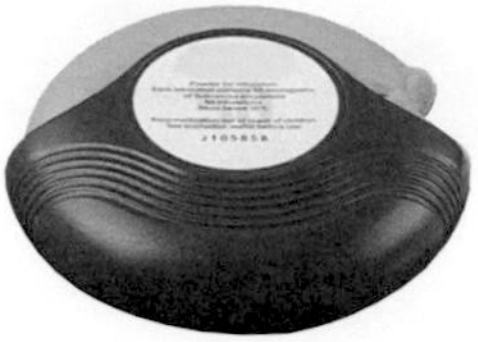

● **胖胖魚**：有輔舒酮、使肺泰等，胖胖魚乾粉吸入劑之用法如下：

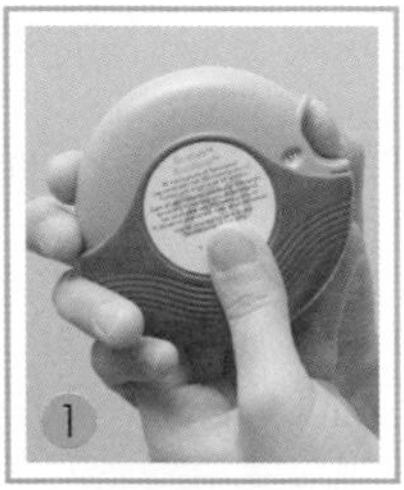

1. 用一隻手將胖胖魚拿住，把另一隻手的拇指放在胖胖魚的拇指手把上。（圖1）

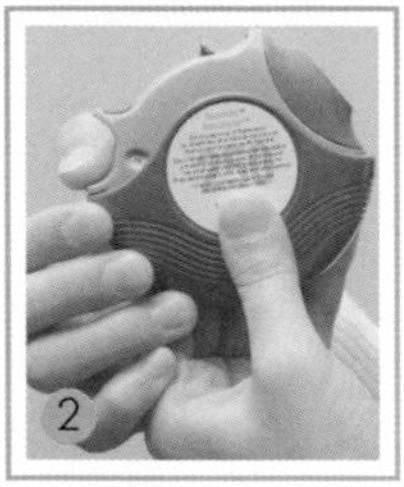

2. 開：拇指向後推到最後卡住，此時可見上藥扳手。（圖2）

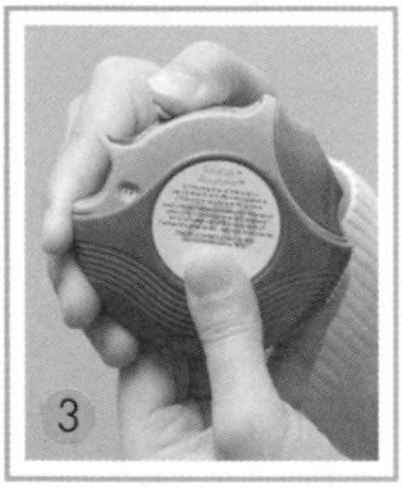

3. 上藥：將上藥扳手向後扳到底，聽見「卡」一聲，表示已經充填一次藥量。（圖3）

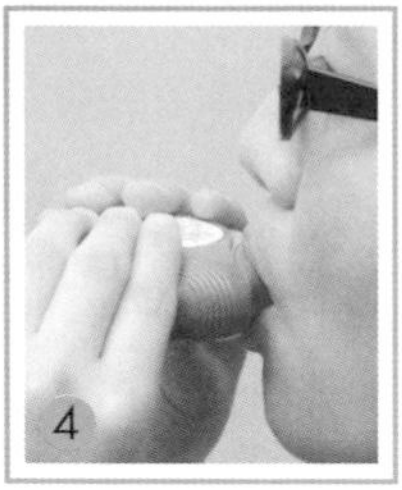

4. 慢慢呼一口氣（請勿對吸嘴吹氣）。

5. 用兩唇含住吸嘴，「深深快速」的吸飽一口氣。（圖4）

6. 吸入藥粉後，將胖胖魚從嘴唇移開，閉氣約五到十秒。
7. 關：用乾布或衛生紙將吸嘴擦拭乾淨，將蓋子向左推，關上胖胖魚（上藥扳手不需扳回）。
8. **注意事項**：胖胖魚一次劑量很少，吸入後幾乎沒有味道與感覺，若使用正確即可吸入足夠治療劑量，若非醫師指示切勿再使用一次。橘色的胖胖魚使用後需以開水漱口。

其實還有其他不同的吸入劑，像是易得噴吸入劑就比較特別，它是使用吸入輔助器將膠囊刺破後吸入藥粉。如此多種不同的吸入劑，常常使病患不知如何使用，因此，在你領藥時發現有吸入劑藥物，可以詳細詢問藥師有關吸入劑的使用方法，以期能使藥物發揮最大效用，達到治癒疾病的目的。

執筆藥師｜吳佳頤藥師

氣喘用藥

使用支氣管擴張劑有什麼該注意的副作用？

Q

我是一位氣喘病患，醫師有開一種藥物叫做Theophylline，最近感覺腸胃不適，看東西顏色也怪怪的，是不是這個藥引起的副作用？

A

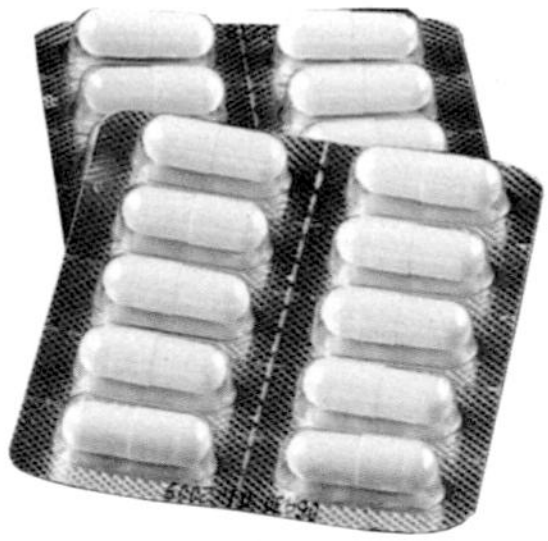

茶鹼類藥物有Aminophylline（胺非林）與Theophylline（善寧）兩種，是氣管擴張劑的一種，其實Aminophylline內有80%是Theophylline，而Theophylline也是主要發揮療效的成分。茶鹼類藥物藉由鬆弛氣管平滑肌與肺臟血管，所以可以舒張氣管，並可以抗發炎，有助於減輕氣喘、咳嗽與氣管痙攣引起的呼吸困難症狀。

由於茶鹼類藥物濃度治療範圍狹窄，也就是說濃度太高會有毒性發生，但是濃度太低又沒有作用，而適當的濃度範圍太小，很容易超過或不足濃度，這時候就需要監測濃度是否適當。

有些藥品，會影響茶鹼類藥物的濃度變化，因此，在就醫時最好讓醫師知道你有在服用茶鹼類藥物，避免處方藥物影響茶鹼類藥物濃度。

像是Erythromycin（紅黴素）、Clarithromycin（克羅利黴素）、Cimetidine（祛潰）、Ticlopidine（利血達）這些藥物會降低茶鹼類藥物的代謝，增加Theophylline的濃度而引起副作用；

而Phenobarbital（苯巴比妥）、Dilantin（狄蘭汀）、Carbamazepine（顛通）、Rifampin（立復黴素）則會增加茶鹼類藥物的代謝，使得濃度降低。另外，抽菸者也會加速茶鹼類藥物的代謝，使得藥物濃度降低，療效也跟著降低了。

茶鹼類藥物在高濃度的時候容易有副作用發生，像是胃腸不適、腹瀉、下腹部疼痛、頭痛、失眠、神經質、躁動、震顫、心博過速、偶爾有陣發性心房收縮、心室心博過速、陣發性心房收縮、癲癇等，最常見的就是胃腸不適與腹瀉，若有發現上述症狀時，需要趕緊就醫。

此外要注意，不要大量服用含有咖啡因、茶鹼類之飲料（可樂、咖啡、巧克力及茶），緩慢釋放之劑型（例如：Pyllocontin、Xanthium、Thoin S.R.M.C.）不要咬碎吞服，不要自行增加或降低劑量，這些都會使得濃度變化而影響療效。

執筆藥師｜吳佳頤藥師

Part 6

心臟血管疾病用藥

- 高血壓用藥
- 動脈硬化用藥

高血壓用藥

長期吃降血壓藥會有副作用嗎？

Q

我之前吃一種藥物，吃了一陣子後會一直想咳嗽，醫師說是降血壓的藥物，現在幫我換另一種相類似的是什麼藥呢？那這種類似的藥物有什麼樣的作用啊？這個降血壓的藥物，我不知道吃了以後，會有什麼樣的副作用產生，還有，會有什麼樣的交互作用要注意的，可以請教藥師嗎？

A

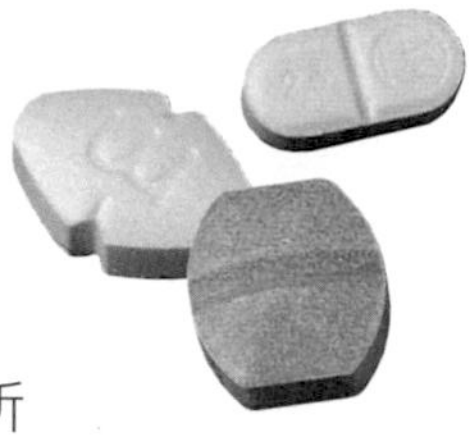

▲ACEI

在高血壓藥物的治療當中的血管收縮素轉換酶抑制劑（Angiotensin Converting Enzyme Inhibitors，簡稱ACEI）。20%以上的病患服用這類降血壓藥物後，會有咳嗽的現象產生。如果病患所咳的是「乾咳」，而且沒有其他感冒或發燒症狀時，這種藥很可能就是元凶，停藥之後，咳嗽立即消失。

血管收縮素—II受體拮抗劑（Angiotensin—IIrecepter antagonist，簡稱AIIRA），與ACEI同屬於作用在Renin-Angiotensin System（RAS）的抗高血壓藥，前者作用在上游，而後者作用在下游，所以AIIRA不會抑制Bradykinin的代謝，因此乾咳的發生機率遠小於ACEI。目前美國食品藥物管理局（FDA）核准通過的有五種：Losartan（Cozaar，可悅您）、Valsartan（Diovan，得立穩）、Irbesartan（Avapro，安普諾維）、Candesartan（Blopress，博脈舒）、Telmisartan（Micardis，必康平），仍在評估的還有Eprosartan、Tasosartan、Zolarsartan等。

AIIRA不會阻斷Kininase II的活性，不會導致血中Bradykinin及Substance p增加，所以沒有像ACEI產生那麼多比例的乾咳副

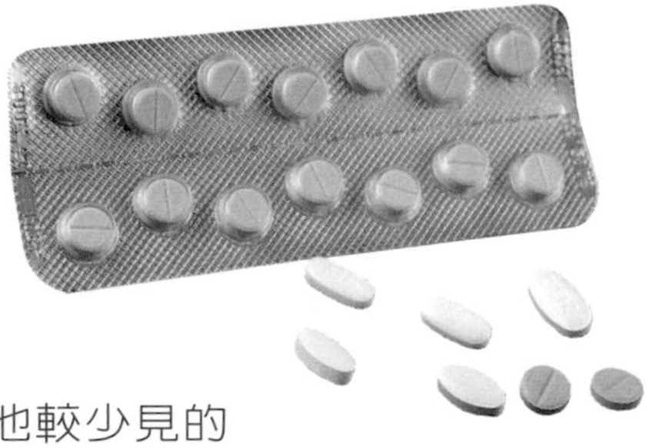
▲AIIRA

作用案例，暈眩的副作用常見於初次使用的病患身上，發生率為2%到4%，血管性血腫見於同時使用ACEI及AIIRA的病患，有致死的可能，但非常罕見。其他較少見的副作用還有噁心、頭痛、上呼吸道感染、背痛、疲倦、腹瀉、消化不良、鼻充血、鼻竇炎和咽喉炎等。

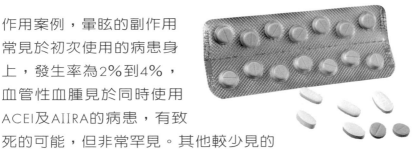

而AIIRA藥物的交互作用有：

- 鉀離子補充劑與保鉀性利尿劑或其他可能造成鉀離子升高的藥物（如Heparin）併用AIIRA會造成血中鉀離子過高。
- 併用其他降血壓藥或利尿劑，可能會造成血壓過低，應小心調節劑量。
- Losartan會經由肝臟CYP450酵素代謝成活性代謝物，因此Ketoconazole、Troleandomycin會抑制CYP450酵素而造成活性代謝物生成減少，Cimetidine是肝臟酵素抑制劑，抑制代謝作用，進而增加生體可用率18%；而Rifampin為肝酵素誘導劑，會使生體可用率減少20%。
- AIIRA有高的蛋白結合率，與其他高結合率藥併用時，很少發生取代作用，但Telmisartan會使Digoxin的濃度增加20%。

執筆藥師｜呂文瑛藥師

專欄 血壓多少才算是高血壓？一定要吃藥嗎？

請問藥師，我年紀又不大，可是醫師說我有高血壓，高血壓的標準是什麼？如果不吃藥，會有什麼問題發生嗎？除了吃藥，還有其他方法改善高血壓的症狀嗎？

血壓是血液經由心臟送出，在動脈血管內所產生的壓力。心臟收縮時把血液打入動脈，在動脈壁上測量到血壓上升叫做收縮壓（Systolic pressure）。心臟舒張時，血管彈回時血壓測量值爲舒張壓（Diastolic pressure）。一般我們所謂的正常血壓是指收縮壓在120mmHg，舒張壓在80mmHg。依世界衛生組織的界定標準，收縮壓在140mmHg，舒張壓在90mmHg以上，即爲高血壓。如果介於高血壓和正常血壓之間則稱爲早期高血壓。

血壓不是固定不變的，血壓會隨季節、時間、情緒、運動、菸酒、咖啡、藥物等而影響血壓，但多半沒有症狀，因此不能憑症狀或感覺判斷有無高血壓。診斷高血壓不能只量一次，應在不同的時間測量三次，其中血壓值有兩次以上超過高血壓標準時，才下診斷。因此測量血壓，應在身體舒適及安靜休息的環境下測得的血壓才準確。在台灣，年齡超過四十歲以上的人當中，約20%罹患高血壓，隨著年齡的增加，高血壓的病患也愈來愈多。

高血壓又稱爲隱性殺手，因爲許多高血壓病患沒有明顯的徵候或症狀。較常見的症狀有頭暈、頭痛、後頸部僵硬、心悸、胸部壓迫感等，都是非典型的症狀，所以若想知道自己是否罹患高血壓，只有時常測量血壓。通常若是出現明顯器官之症狀時，表示高血壓已對身體造成相當危害，如心絞痛、腦中風、腎功能障礙。所以有明顯之症狀才接受治療，在預防保健上為時已晚，但更應接受治療。

除了藥物治療，初期可以利用「非藥物治療」來控制。

- **調整生活習慣**：高血壓深受平日生活習慣影響，所以要有良好規律的生活作息，要有充份的睡眠與休息，不要焦躁激動。可利用運動、假日的休閒活動來消除壓力；經營自己的興趣、保持好心情，更能達到消除壓力的目的。
- **飲食避免過多的鹽分**：飲食要少鹽，因為鹽分使我們需要更多水分，間接地使血壓增加，增加心臟的負擔，使心臟工作得更辛苦。所以秘訣是注意鹽類的攝取，要隨時注意食品中所含的鹽分標示。一般而言，新鮮水果、蔬菜含鹽量低，速食及加工食品則含鹽量高。
- **減去過多的體重**：肥胖的人，高血壓的患病率是體重正常者的二到六倍，而降低體重則可使血壓正常化。有研究發現，平均體重下降5%，可使三分之二依靠藥物降壓的病患不需服藥；降低體重還可明顯減少降壓藥劑量。
- **戒煙**：吸煙可以使血壓升高，心跳加快，吸一支煙有時可使血壓上升25mmHg。尼古丁作用於血管運動中樞，同時還使腎上腺素分泌增加，引起小動脈收縮。長期大量吸煙，可使小動脈持續收縮，久之動脈壁變性、硬化、管腔變窄，形成持久性高血壓。
- **降低飽和脂肪和膽固醇的攝取**：膽固醇和血液中的蛋白質會結合形成脂蛋白，沈積在血管壁，使血管變狹窄而形成動脈粥狀硬化，造成高血壓。因此限制飲食中的膽固醇應有很好效果。

執筆藥師 | 涂睿恩藥師

高血壓用藥

利尿劑為什麼也能降血壓？

Q

我有高血壓，而且是最近才發現的，醫師開給我降血壓的藥，其中有一項是利尿劑，為什麼我的高血壓需要吃利尿劑？

A

高血壓是現代人的文明病，也是屬於慢性病最常見的問題之一。依世界衛生組織的界定標準，收縮壓在140mmHg，舒張壓在90mmHg以上，即為高血壓。根據在台灣地區調查結果發現，大於四十五歲的成年人中，至少有27.5%的男性及28.2%的女性有高血壓的現象。高血壓不一定會產生症狀，有症狀時多半是後枕部頭痛，尤其在早晨醒來時，而在幾小時後自行緩解，其餘有頭暈、疲倦、面色潮紅、冒汗、心悸，甚至視力模糊等非特異性的症狀。

一旦發現有高血壓時，病患須長期控制飲食、減輕體重、規律運動、禁菸等，甚至要服藥控制，以避免因高血壓而引起的其大疾病，如中風、心肌梗塞、心臟衰竭、腎臟病等。

目前有六種藥物適合於第一線選擇治療，利尿劑、β阻斷劑、鈣離子阻斷劑、ACE阻斷劑、AGⅡ阻斷劑、α-β-阻斷劑。

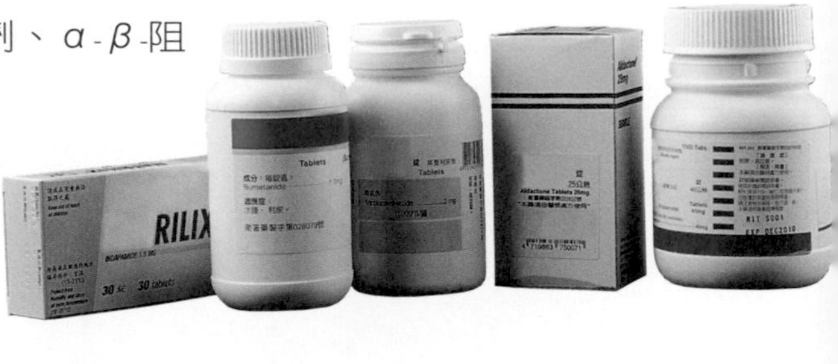

利尿劑為最早普遍被使用來治療高血壓的藥物之一。它是一

種作用於腎臟的藥物，可經由尿量的增加，而減少體內過多的水分，如：腹水、水腫、心衰竭、慢性腎衰竭等，另外，利尿劑也可用來控制高血壓。

一般而言，心臟輸出量愈大或血管對於血液流動的阻力增加，會使得血壓升高；使用利尿劑，其直接效果在增加排尿中的水含量，減少血管中的血量，故而減少心臟輸出量，因而降低血壓。利尿劑只是一個統稱，依作用機制的不同，還可分為以下四大類：

- **Thiazide diuretics**：作用在遠曲小管的近側端，代表藥物為Chlorothiazid。
- **Loop diuretics**：作用在亨利氏套管上行支，代表藥物為Furosemide。
- **Potassium sparing diuretics**：作用在遠曲小管後半段和集尿管，代表藥物為Spironolactone。
- **Miscellaneous diuretics**：直接進入腎小管增加滲透壓，代表藥物為Manntol。

其中，最適宜配合其它藥物，使用在高血壓和心衰竭病患的是Thiazide類的利尿劑。因為除利尿外，它還有擴張血管的效果，因而減少血管阻力，進而降低血壓。高血壓治療的目的在防止因高血壓而引起心臟血管疾病，如冠狀動脈疾病、中風及腎疾病，以減少與高血壓有關之死亡率及發病率。病患應與醫師配合，按時且持續服藥，不可自行停藥，並依醫師建議改變生活方式，醫師將會依個別之情況，選擇最適當之藥物，以獲致最大的療效。

執筆藥師｜涂睿恩藥師

使用抗血栓藥的注意事項有哪些？

Q

在網路上看到一則報導說納豆激素可以抗凝血，不知是否真有其效果？因為家人有服用抗凝血劑Aspirin，如果將這兩種藥品一起服用會有什麼樣的問題發生嗎？可以一起併用嗎？

A

抗凝血劑最主要的作用是避免血液凝集而產生血塊，以防止血栓的形成。不同的抗凝血劑有不同的作用方式，有的是干擾凝血物質的產生，有的是抑制血小板的活性。血液中的血小板主要負責我們的止血功能，若血管有破損或表面粗糙時，流過這些部位的血小板會啓動凝血的機制，產生血塊來修補破損的部位。血塊堆積在血管壁上有可能剝落而隨著血流四處流動，若是遇到較狹窄的血管，便有可能把血管堵住造成一些疾病，比如心肌梗塞或是中風。有一些血脂肪高的病患或是心臟放置支架的病患，比較容易產生多餘血塊，所以醫師會開立抗凝血劑來避免血塊塞住血管；適量的使用抗凝血劑也可以預防中風、心肌梗塞等動脈血栓疾病。使用抗凝血劑要特別注意是否有不正常的出血或是其他不舒服的症狀。

雖然納豆激素與阿斯匹靈（Aspirine）作用的方法不同，但是其結果皆可以抗凝血，預防血栓。因此，同時使用時，出血的副作用可能增加（任何具有抗凝血、抗血栓作用的藥品併用，皆可能有此情形），建議你先與醫師討論後再決定是否同時服用。

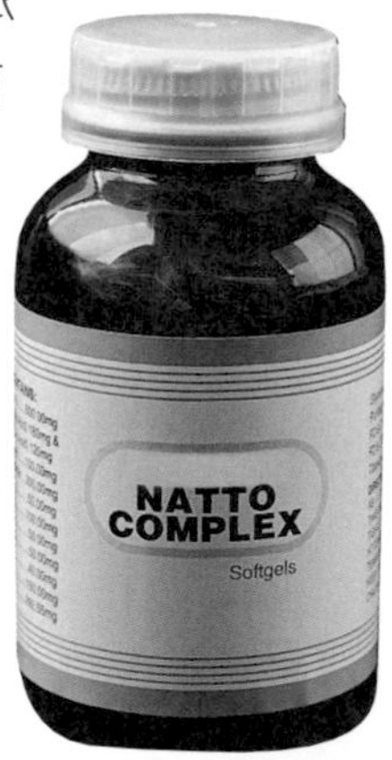

▲納豆激素

若需同時服用則注意出血的副作用的發生（如：皮下出血，容易瘀青且不易散，牙齦易出血，糞便帶血或黑便等），若有以上情形時需先暫停服用並回診，請醫師再評估。

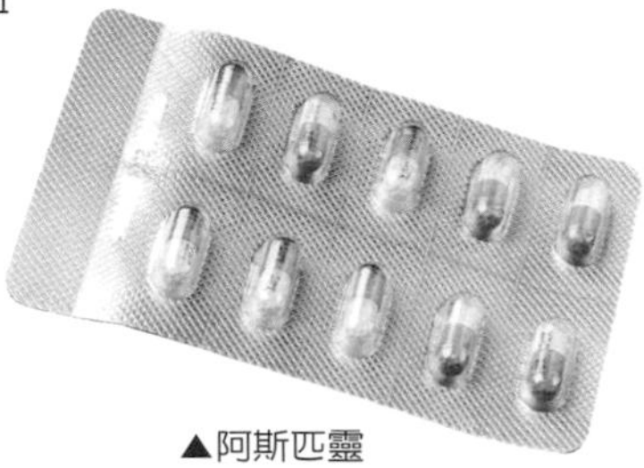
▲阿斯匹靈

抗凝血劑最主要的副作用是出血現象，例如：嘔吐出血或類似咖啡渣的棕色物質、血便或黑便、血尿、紅色或暗棕色尿、突然出現瘀傷、牙齦出血、經血過多。不同的抗凝血劑可能產生的副作用不盡相同，使用前請詢問藥師。並不是每一個服藥的人都會產生藥物的副作用，若發生類似症狀時，請立即告知你的醫師或藥師。在服用抗凝血劑之前，應告訴醫師過去病史，尤其是出血問題（潰瘍或經期過長，經血量大）、糖尿病、肝腎疾病、高血壓、癲癇、關節炎、甲狀腺機能異常及最近有否感染、開刀等。

使用抗凝血劑的期間請配合醫師指示定期檢查凝血功能，若在服藥期間懷孕，請立即告知醫師或藥師。請讓所有照顧你的醫師及牙醫師知道你服用抗凝血劑。最好能隨身攜帶警示的卡片，以防意外發生時，醫護人員可以得知你服用抗凝血劑。

執筆藥師｜涂睿恩藥師

動脈硬化用藥

使用降血脂藥的注意事項有哪些？

Q

剛剛去看了醫師，結果醫師說我腰圍過粗，膽固醇偏高，要我減肥並注意飲食，還開了一些藥物給我服用，我究竟該注意些什麼呢？

A

降血脂的藥物主要是在降低血中過高之膽固醇及血脂，減少心血管疾病及中風的發作。降血脂的藥物有下列幾種：

- **膽酸結合樹脂**（Bile acid sequestrants）：如□Cholestyramine這類藥會與膽酸及膽鹽形成不可溶之混合物，防止它們被小腸再吸收，最後全部於糞便中排出，而達排除膽固醇之療效。

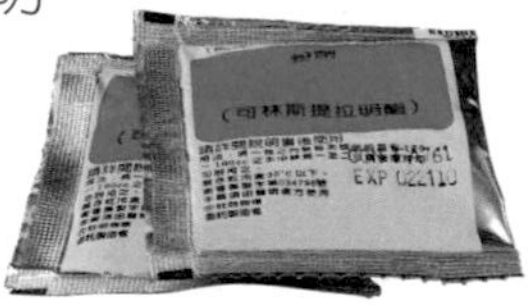

服藥須知

1. 此藥會與許多藥物發生交互作用，降低其他藥物的吸收，所以，若同時服用其他藥物，需要在服用此藥前一個鐘頭或是服用此藥後四個鐘頭再服用其他藥物。
2. 此類藥應空腹服用且須與大杯的水、果汁或湯汁併服。
3. 此類藥可能造成腹脹、消化不良、脹氣及便秘；加一些水果、蔬菜和糙米至你的飲食中，可以減少或消除這些副作用。
4. 若忘記服藥時請盡快補服，若已接近下次服藥時間時，則請直接等下次服藥時間到時再行服藥。

- **Statin類**（HMG－CoA還原抑制劑）：像Rosuvastatin（Crestor，冠脂妥）、Fluvastatin（Lescol，益脂可）、Atorvastatin（Lipitor，立普妥）。

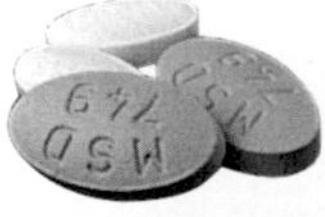

這類藥可以阻斷膽固醇在肝臟的生成，為目前效果較強的降血脂藥。

服藥須知

1. 請勿自行增加服藥劑量及頻次。
2. 此類藥物請勿與葡萄柚汁或酒類併服。
3. 若有肝病、腎病、心臟病、嚴重感染、低血壓或痙攣發作等疾病時請先告知醫師。
4. 使用此類藥物期間應採取必要的避孕措施，因為懷孕期間使用此藥可能會危害到胎兒。如果服藥期間發現懷孕，須立即停藥並盡快通知醫師。

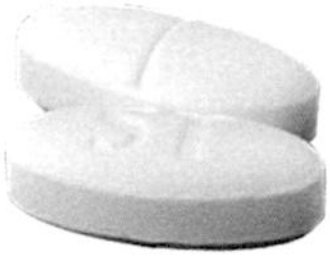

● **纖維鹽酸**（Fibric acid）**衍生物**：如Gemfibrozil（Gemnpid，深脂）、Fenofibrate（弗尼利寧）

服藥須知

有嚴重肝病或慢性腎衰竭者，不應使用。易有腸胃道不適、膽結石或肌肉病變的副作用。

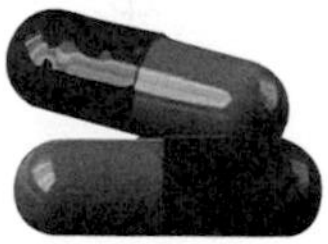

● **菸鹼酸**（Niacin, Nicotinic acid）：像Nicolar、Lipo-nicin、Acipimox 是維生素B群之一種。

服藥須知

1. 一般從少量開始使用，再逐漸增加，但也不要自己隨意增加劑量。
2. 最常見的副作用是皮膚潮紅及搔癢症。
3. 如果有潰瘍、糖尿病或痛風或正在服用其他降血脂藥物，需謹慎小心。

執筆藥師｜涂睿恩藥師

動脈硬化用藥

使用心絞痛藥的注意事項有哪些？

Q

藥師，我前一陣子心臟附近覺得怪怪痛痛的，痛起來連呼吸都喘不過來，有送到急診治療過，醫師說我是心絞痛，然後開了一瓶褐色玻璃瓶裝的藥物給我用，可以請問一下這種藥物要怎麼個用法？有沒有什麼需要注意的嗎？

A

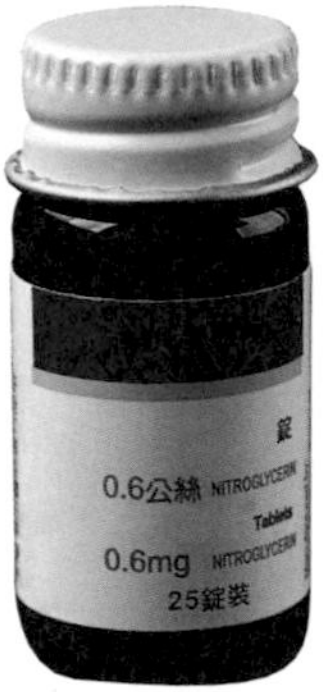

褐色玻璃瓶裝的藥物是硝酸甘油（Nitroglycerin；NTG，耐絞寧）的舌下錠，這個藥物可鬆弛血管壁，進而改善心臟血液與氧氣之供應，可用於緩解心絞痛（如胸痛、胸悶或呼吸困難）。耐絞寧舌下錠用法與一般藥物不同，當心絞痛發作時，迅速將一粒耐絞寧舌下錠放置於舌下（並非含於舌上），若用藥五分鐘後症狀仍未緩解，則請再使用一粒（第二粒）；五分鐘後若仍無效者則可再用一粒（第三粒）。若已陸續使用過三粒，而仍未能緩解症狀時，就應立即就醫並告知醫師已使用耐絞寧舌下錠。

服用耐絞寧舌下錠的注意事項有以下幾點：

- 當藥效發揮時，病患極可能會發生輕微頭痛、暈眩等反應，故建議病患用藥時應儘可能採取坐姿，若已採取坐姿但仍感暈眩時，可深呼吸數次後將身體前傾並將頭置放於兩膝間，以緩解不適。
- 若曾使用耐絞寧舌下錠而發生不良反應者，必須先告知醫師。
- 若為低血壓病患，鬱血性心衰竭、腎臟疾病病患或孕婦、授乳婦等，請事先告知醫師。

- 用藥後可能會有暈眩或頭痛等症狀發生，此為藥效發揮之常見反應，切勿因而自行停藥。且用藥後應避免從事機械操作、開車等需要集中注意力之工作，以免發生危險。
- 用藥後五到十分鐘內請勿進食、飲酒或抽煙。
- 每次開瓶取藥時，請避免倒出過多藥粒或避免置於掌中過久再倒回藥瓶，以免藥物受潮而降低藥效；取藥後請儘速將瓶蓋扭緊。
- 此藥不可以和威而剛（Viagra）併用，因為威而剛會與耐絞寧舌下錠產生交互作用。

專欄 心絞痛藥物和威而鋼併用會出現什麼危險？

心絞痛的藥物為什麼不可以和威而鋼一起使用？

威而鋼（Vigra）這個藥物的作用機轉是抑制體內第五型磷酸二脂酵素（PDE5）水解，可以延長一氧化氮（NO），使陰莖海綿體平滑肌舒張，血流量增加使陰莖勃起，治療男性勃起功能障礙。服用後均可能有臉潮紅、視覺異常、頭痛、胃痛等不適。

威而鋼禁與硝酸鹽類藥物（Isosobide dinitrate、Isosobide mononitrate、Nitroglycerin）併用。那是因爲硝酸鹽類的作用機制，會在人體代謝分解成一氧化氮，促使心臟的冠狀動脈血管持續舒張，增加冠狀動脈血流量，所以可以舒解心絞痛。病患在使用威而鋼的同時如併用硝酸鹽類藥物，會產生加乘作用，出現致命性低血壓。

雖然威而鋼在全球引發男性「愛用」的風潮，但自從威而鋼上市以來，服用威而鋼導致喪命的人，大多數死於心臟病，讓病患不得不小心使用。使用威而鋼必須注意的是：

- 若對本類藥物曾有過敏反應、心臟疾病或任何與心臟或血液相關性的問題，如心絞痛、心衰竭、心律不整、血壓異常等；肝腎疾病、視網膜炎或血液方面腫瘤等，請不要服用，並告知醫師。
- 威而鋼會促進硝酸鹽類的降血壓效果，因此，不能與硝酸鹽類藥劑一併服用。
- 若正在服用 α-阻斷劑藥物（Doxazosin、Terazosin），請間隔四小時以上服用。
- 因本類藥物有降壓作用，若同時服用其他降壓藥，請務必告訴醫師，以免血壓太低而昏厥。
- 女性或兒童不適合服用本藥
- 當你需要併用其他藥物時，請先告知醫師或藥師，因為併用某些藥物時可能增加或減少本藥的藥效，或是加強藥物的副作用。如抗生素Erythromycin、Rifampin；抗黴菌藥物Ketoconazole、Itraconazole；心律不整藥物Amiodarone、Procainamide、Quindine；消化性潰瘍藥物Cimetidine；或抗愛滋病藥物Ritonavir、Indinavir、Crixivan、Kaletra。

執筆藥師｜涂睿恩藥師

Part 7

消化道疾病用藥

- 肝安能
- 保肝片
- 胃潰瘍用藥
- 腹瀉用藥
- 便秘用藥
- 痔瘡用藥

肝安能

口服抗B型肝炎病毒藥物，哪一種比較好？

Q

我是一個B型肝炎帶原者，最近因為常常會感到疲倦、胃脹氣，到醫院做檢查後，醫師診斷是B型肝炎。我聽說這兩說有治療B型肝炎的口服新藥上市，比打針的干擾素好嗎？

A

目前慢性B型肝炎的治療分為調節免疫的「注射型干擾素」及「核酸類口服抗病毒藥」兩大主流，現在臨床上有長效性干擾素可以治療慢性B型肝炎患者，療效更優於傳統干擾素，而且只須一週施打一次，有固定療程而且沒有抗藥性疑慮，只是副作用仍然大過於口服抗B型肝炎病毒藥物。

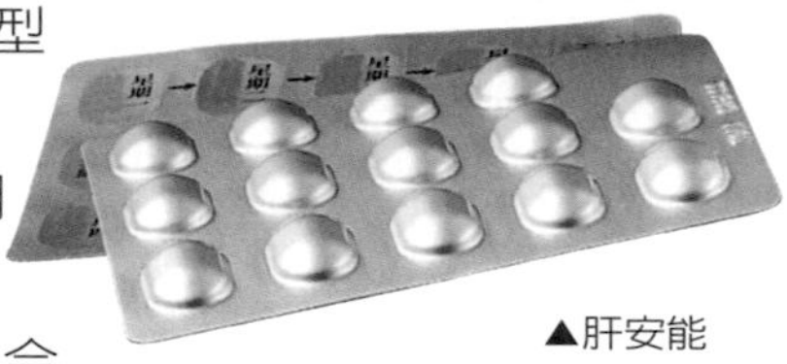

▲肝安能

核酸類口服抗病毒藥的作用幾轉，幾乎都一樣，是經由介入B型肝炎病毒的polymerase（聚合酶），導致病毒DNA合成中斷，抑制反轉錄酶。因此可以有效的抑制病毒生長與複製，改善肝功能異常，降低肝臟發炎現象，減緩並改善肝纖維化的速度，進而使e型抗原陽性的血清轉為陰性。

現在健保開放使用口服抗病毒藥為干安能、干適能、貝樂克、喜必福四種藥物，每日口服一粒即可，治療期間為十二至十八個月。健保給付慢性B肝治療，必須符合下列六項條件中至少一項，未達標準時若要治療，必須自費：

1. HBsAg(+)且已發生肝代償不全者。
2. HBsAg(+)超過6個月與HBeAg(+)超過3個月，同時ALT達正常值上限的5倍以上。
3. HBsAg(+)者在進行器官移植後B肝發作；患者接受肝臟移植前亦可作預防性使用。

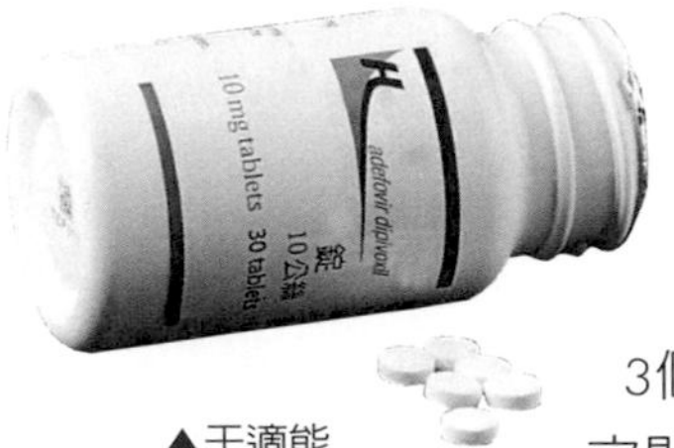

▲干適能

4.HBsAg(+)者在接受化學治療過程中B肝發作，得經照會消化專科醫師同意後使用。

5.HBsAg(+)超過6個月與HBeAg(+)超過3個月，ALT值介於正常值上限之2到5倍之間，並經肝切片證實HBcAg陽性之患者。

6.HBsAg(+)超過6個月與HBeAg(-)超過3個月，且過去6個月內的ALT值曾2度大於正常值上限2倍以上，並經肝切片證實HBcAg陽性之患者。

四種口服藥要如何選擇？比一比四種藥物的優缺點，提供您和醫師一起參考，但仍然要尊重醫師最後的評估結果。

藥品	干安能(Lamivudine)	干適能(Adefovir)	貝樂克(Entecavir)	喜必福(Telbivudine)
包裝規格	100毫克/顆	10毫克/顆	0.5、1毫克/顆	600毫克/顆
健保給付	通過慢性BC型肝炎治療試辦計畫核准後，給付12~18個月	通過慢性BC型肝炎治療試辦計畫核准後，給付12~18個月	通過慢性BC型肝炎治療試辦計畫核准後，給付12~18個月	通過慢性BC型肝炎治療試辦計畫核准後，給付12~18個月
價錢	90~100元/顆	180~220元/顆	0.5毫克:250元/顆 1毫克: 350元/顆	160~180元/顆
劑量	1顆/天	1顆/天	1顆/天	1顆/天
適用時機或對象	1.當患者e抗原陽性或病毒量(DNA)很高，血中GPT(ALT)超過正常上限的5倍以上時，建議開始使用。 2.肝功能GPT在正常上限的2倍到5倍之間，可以考慮治療。 3.肝功能在2倍以下者，不建議使用干安能，但要定期追蹤。 4.若已出現黃膽或凝血功能異常，則建議儘早使用干安能，以防範急性肝衰竭的發生。	抗病毒效果較干安能差，不建議當第一線藥物使用。但能抑制已對干安能產生抗藥性的B肝病毒，且價錢較干安能便宜。	能抑制已對干安能產生抗藥性的B肝病毒，且很少產生抗藥性，所以對於先前已使用干安能但產生抗藥性，貝樂克是可以考慮採用的另一選擇。但已對干安能產生抗藥性的患者，改用貝樂克後再度產生抗藥性的機會，還是會比未曾用過干安能者略高。價錢較高。	若是對干安能或貝樂克已經產生抗藥性，不建議使用喜必福。

副作用	胃腸不適、血液病變、頭痛、掉髮和周邊神經炎（停藥可改善）	腎臟毒性（停藥可改善）	頭痛、疲倦、腹瀉（停藥可改善）	眩暈、頭痛、腹瀉、皮疹、疲倦（停藥可改善）
懷孕分級	C	C	C	C
抗藥性	使用5年後發生機率69%	使用5年後發生機率29%	使用5年後發生機率1.2% ◎已產生干安能抗藥性者：第五年：50%	使用2年後發生機率22%

慢性B型肝炎治療最大挑戰在於長期服藥後會產生抗藥性問題。美國與亞太區肝臟學會在今年所發表的醫療準則建議：在治療初期就應該選擇抗病毒效果強且抗藥性低的藥物，才能避免治療過程中過早面臨抗藥性問題，讓B肝病情尚未穩定時就被迫中斷療程。至於要如何知道自己已經出現抗藥性，主要可以參考以下4個指標：

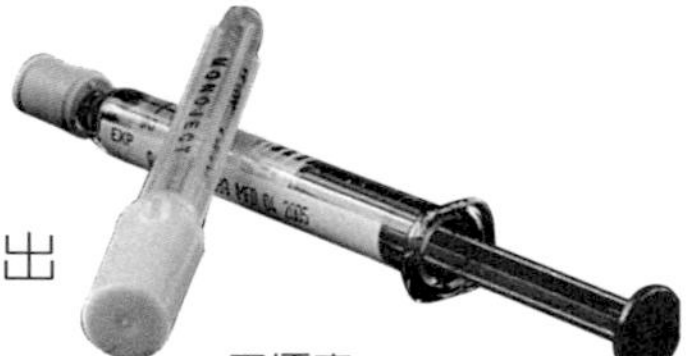

▲干擾素

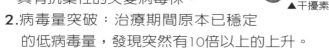

1.抗藥性病毒基因：從血液中檢測出具有抗藥性的突變病毒株。
2.病毒量突破：治療期間原本已穩定的低病毒量，發現突然有10倍以上的上升。
3.病毒量反彈：血清中病毒量上升，超過了治療之前的病毒量。
4.生化指標突破：肝功能指數原本正常，卻突然有上升跡象。

因此要知道是否有抗藥性，要在治療過程中進行例行的檢測。有些人因為健保不再給付，或感覺症狀已好轉就貿然停藥，其實B型肝炎是很容易再復發的疾病，因此，治療成功卻不一定能「痊癒」。B肝要治療成功，主要的目標是e抗原血清轉換，肝指數恢復正常。且達到目標後，仍需要進行半年以上的治療，以維持效果，減少復發的機會。

執筆藥師｜劉采艷藥師

保肝片

保肝片對肝臟功能的改善效果如何？

我的先生長期以來都有飲酒的習慣，經醫師診斷為酒精性肝炎，肝功能指數（ALT及AST）偏高，醫師開立保肝片Silymarin讓他服用，不知此藥對於肝臟功能的改善有何幫助？可能有何藥物副作用？

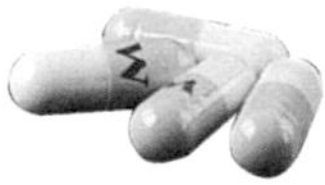

Silymarin屬於一肝臟保護劑，為乳薊（Milk thistle）所萃取之黃酮素（Flavonoids）有效成分。在作用機轉方面，Silymarin具有清除自由基、抗氧化、穩定肝細胞膜及促進肝細胞再生等作用。酒精可造成氧化壓力（Oxidative stress），進一步引起酒精性肝臟疾病，因此，過去有研究推論，Silymarin可藉由增加細胞膜之穩定度對抗氧化壓力，達到治療效果。

在國外關於Silymarin在酒精性肝病治療之研究中，發現在連續服用Silymarin六個月後，病患之肝功能指數（ALT及AST）有顯著下降；然而由於研究期間病患皆配合降低飲酒量，因此也無法完全歸功為Silymarin之療效。

雖然目前Silymarin對於肝功能改善之效果並無一致之定論，且美國食品藥物管理局（FDA）也認定為食品，但在德國（German Commission E）已核准Silymarin做為酒精或非酒精性肝病輔助治療用藥，以及肝功能保健之營養補給。

Silymarin在目前國內健保局核准的適應症為慢性肝病、肝硬化及脂肪肝之佐藥，可長期服用且安全性佳。

在副作用方面，服用初期，少數病患可能會出現輕瀉現象，另外也可能會有頭痛、上腹部不適或皮膚搔癢等症狀。

在健保給付規範方面，服用Silymarin期間，應每三個月檢附肝功能報告，若肝功能檢查正常者，應停止使用。

Silymarin雖然具有肝臟保護之效果，然而並非可治療或預防不同病因造成之肝臟發炎或損傷，若是病毒引起之急慢性肝炎，還是必須配合抗病毒藥物治療。由於Silymarin在藥局也可購買，因此民眾應先了解Silymarin之保肝效果，不可將其誤認為是可治癒肝病的良藥，而延誤肝病治療時機。

執筆藥師｜黃郁淳藥師

胃潰瘍用藥

胃潰瘍該如何治療？

Q

我最近因為身體不適去檢查，醫師說我罹患了胃潰瘍及十二指腸潰瘍，請問服藥期間大約需要多久？

A

胃潰瘍和十二指腸潰瘍的形成常與幽門螺旋桿菌感染有關。幽門螺旋桿菌是一種革蘭氏陰性的螺旋狀桿菌，大小約為二到四微米，在菌的一端有數根鞭毛，可讓菌體呈螺旋狀前進，幽門螺旋桿菌一般都聚集在胃壁之黏液層內且靠近胃黏膜層的部分。此一細菌與慢性胃炎、胃潰瘍、及十二指腸潰瘍的形成和復發有關。據統計約95%的十二指腸潰瘍及70%到80%的胃潰瘍與幽門螺旋桿菌有關。幽門螺旋桿菌是如 何傳染到人體身上，目前還不是非常清楚。最有可能的傳染途徑是經由人與人的接觸而傳染，或經由檢查儀器、胃液接觸來傳染。

目前根除幽門螺旋桿菌的治療基本原則是：簡單、接受度高、價格合理，至少要達到80%以上的根除率。

臨床上使用的方法可為三合一療法：一種質子幫浦抑制劑＋兩種抗生素，連續使用七天。當三合一療法失敗時，可考慮使用四合一療法：四合一療法合併使用了鉍鹽（Bismuth）、兩種抗生素及一種質子幫浦抑制劑，可以更進一步增加標準三合一治療的效果。

平均而言，四合一療法對95%的病患有效，甚至可以使療程由兩個星期縮減為一個星期而不影響這項配方的效果。

目前的三合一或四合一療法均有九成左右的幽門螺旋桿菌根除率，正常的療程約在二到四個月，是否需要到四個月，視病況而異。對某些藥物過敏或細菌對藥物有抗藥性者，及初次根除失敗者，也另有多種療法可供選擇。只要接受專科醫師的評估治療而不亂投藥，如此才能永久確保胃腸道的健康。

執筆藥師｜林慧芳藥師

腹瀉用藥

腹瀉一定要吃止瀉藥嗎？

Q

我已經拉肚子拉了一整天了，想到要掛號排隊看醫師就覺得麻煩。請問我可不可以直接到外面藥房買止瀉藥吃就好了？

A

正常人的大便是黃褐色、成條狀、質地軟，一天排便一到兩次。拉肚子時，排便次數會變多且質地變得較稀或呈現水狀，一般會有肚子痛、便急、脫水、口渴或疲倦等症狀。

腹瀉能將體內的致病菌與它們所產生的毒素和進入胃腸道的有害物質排出體外，所以對人體具有一定的保護作用。大多數的腹瀉，即使不吃藥，也都會自然而癒。若腹瀉多次，且伴隨嚴重的噁心、嘔吐、腹部痙攣、發燒或者是大便中有粘液或帶血時，應該請醫師診治。

引起腹瀉的原因有很多種，止瀉藥雖具有較強止瀉作用，但是這些種類的藥物可能使得腸子完全不蠕動，因此腸道內的細菌和毒素不能排出體外，並且還會使真正的病因隱藏起來，延誤治療，如果盲目止瀉，對病情反而不利。

原則上，止瀉藥只適用於非感染性腹瀉（例如：消化不良、胃腸功能失調等），而感染性腹瀉（由細菌、病毒等引起）則不適用。因此當腹瀉時應暫時不要進食，可飲用運動飲料、開水（避免飲用含有氣泡的飲料與奶類飲料），暫時讓腸胃休息一下，若有嘔吐，除了禁食外還要禁水，當腹瀉改善時，以少量多餐的方式來攝食，避免刺激性、油炸、不易消化、乳製品等食物，以免症狀加劇。

執筆藥師 | 林慧芳藥師

便秘用藥

便不出來怎麼辦？

Q

我是一個有長期便秘的人，醫師開Normacol（樂瑪可）讓我吃，但我吃了之後反而更便不出來，到底這個藥是不是治療便秘的藥？還有別的藥可以改善我的便秘情況嗎？

A

十個人中就有一個人存在便秘問題。便秘說起來算不上大病，但卻嚴重影響人們的生活品質，給人帶來許多煩惱。每個人的排便習慣都不同，很難界定究竟多少天沒大便才是便秘。一般而言，正常人的解便頻率介於一天三次到一週三次之間，如果一週大便次數少於三次且大便非常硬的才算便秘。雖然便秘是許多人共通的毛病，但很少人會就醫治療，究竟便秘應如何求治才好？

目前臨床上應用的治療便秘的藥物分別說明如下：

- **稀釋性瀉藥**，也稱為瀉鹽，因不被腸壁吸收而又溶於水，故能在腸中吸收大量水分，使大便的容量增加，達到通便作用，該類的主要代表藥是氧化鎂。

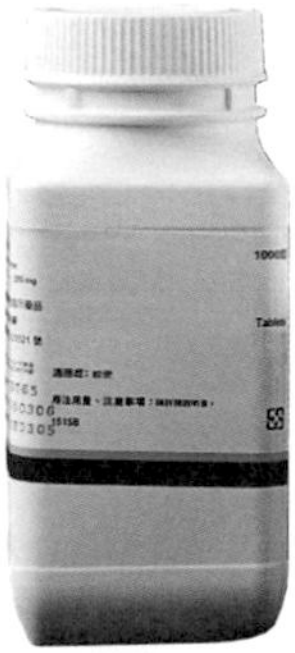

▲稀釋性瀉藥

- **刺激性瀉藥**，作用快，效力強，藥物或者其代謝的產物可對腸壁產生刺激作用，使腸蠕動增加。該類藥主要有：Bisacodyl（無秘）、番瀉葉等。但要注意，此類藥物因為刺

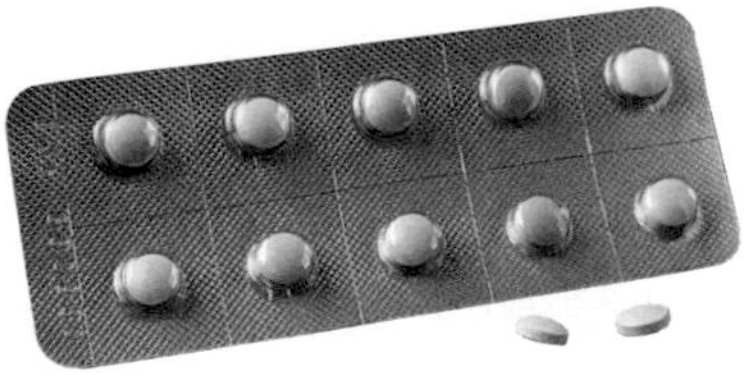

▲刺激性瀉藥

激腸黏膜和腸壁神經叢，形成藥物依賴，因而主要用於需要迅速通便者，不宜長期使用。

● **潤滑性瀉藥**，又稱大便軟化劑，此類藥物的主要功能是潤滑腸壁，軟化大便，使大便易於排出，如篦麻油。這類藥主要的缺點是口感差，作用弱，長期使用會引起脂溶性維生素吸收不良。

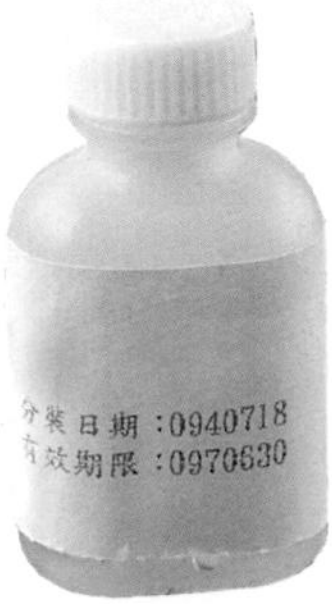

▲潤滑性瀉藥

● **增加糞便成型藥物**，如Normacol（樂瑪可）這類藥物大都是由植物抽取，或是人工合成，為消化道不吸收的纖維素。藉著吸附水分，增加糞便的重量，並刺激腸道正常的蠕動，使糞便中的水分不被大腸吸收，因此使用這類藥物一定要飲用大量的水。這類藥物通常在服用十二到二十四小時後才有作用，數日之後才能達到最佳療效。

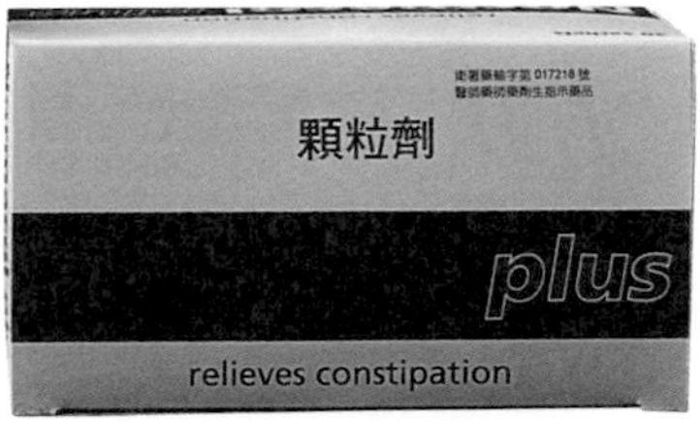

▲增加糞便成型藥物

● **高滲透性緩瀉藥**，如Lactulose Liquid（杜化液），它不被人體吸收，透過細菌分解後，釋放有機酸在結腸起作用。尤其適宜於老年人、孕產婦、兒童及術後便秘者。糖尿病病患慎用。此類藥的主要缺點是在細菌作用下發

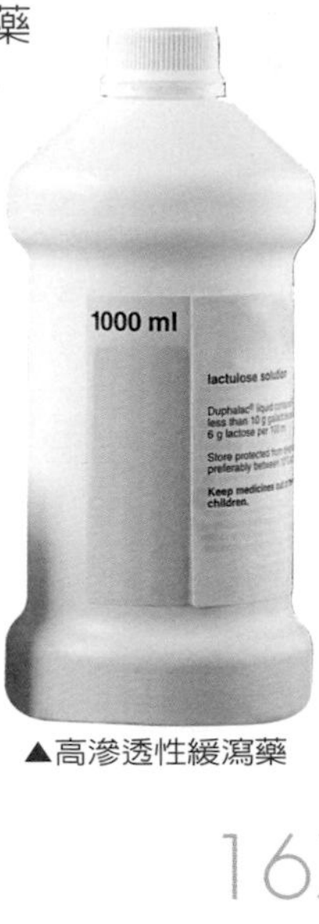

▲高滲透性緩瀉藥

酵產生氣體，引起腹脹等不適感。

瀉藥和灌腸是大部分便秘者用以解便的方法。瀉藥可刺激大腸產生劇烈收縮，達到通便之效。然而通便之後，便秘仍接踵而來，並且還可能變本加厲，腸管道因而愈來愈無力，藥量也愈服愈重，最後大腸完全失去蠕動的能力。因此最重要是須了解便秘的治療不能只靠藥物，需要多方面一起配合。治療之前，當然要確定無其他特殊的疾病導致便秘的發生，例如大腸腫瘤等。然後再調適飲食習慣，多喝水，多吃高纖食物，加上適當活動，並養成規律的生活習慣，慢慢建立排便習慣。服用瀉藥並非明智之舉。若需服用，一定要依照醫師指示，一旦藥效變差時，不要增加藥量，應諮詢醫師。

執筆藥師｜林慧芳藥師

痔瘡用藥

痔瘡是否有特效藥？

Q

最近排便會有血絲，且肛門附近腫腫的，醫師說我有輕微的痔瘡，請問是否有特效藥？

A

現代人生活步調緊張，日常作息、飲食不正常，又缺乏運動，有長期便秘問題因而形成痔瘡。當然，便秘並不是造成痔瘡唯一的因素，其他包括長時間採坐姿、站姿的工作者、有長期便秘、腹瀉之排便不順的困擾者、孕婦、長期咳嗽，也都可能形成痔瘡。

痔瘡是指肛門或直腸周圍的靜脈血管因某些原因（例如懷孕或便秘）發生腫脹的現象。痔瘡分為內痔與外痔兩種。外痔發生在肛門口周圍的皮膚表面，有時候會形成塊狀瘀血，導致劇烈疼痛及發炎，但鮮少出血。內痣則發生在肛門內側，一般不會痛，最常見的症狀是肛門出血。

痔瘡並無真正的藥物可治療，僅為治標不治本，為症狀解除；對於輕微的痔瘡，且無合併症產生時，主要目標為促進順利排便，避免便秘，減輕腫脹與疼痛。就減輕排便困難而言，可多攝取高纖維食物（如糙米、蔬菜、水果），並攝取充分水分（每至少天應喝八到十杯水），及使用通便劑如Bisacodyl（無秘）塞劑，幫助排便。若有腫脹與疼痛，可用溫水坐浴，每天三到四次，每次十五分鐘，或冰敷患

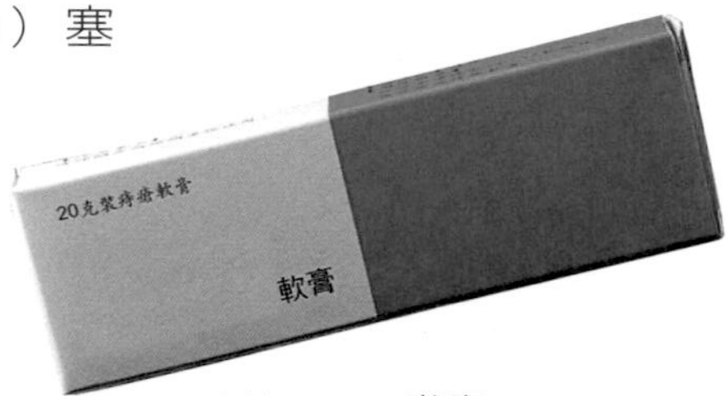

▲Alcos-anal軟膏

部，也可使用痔瘡藥如Alcos-anal軟膏（益痔康）、Proctosedyl栓劑（保痔寧）塗在患部局部，其具有局部麻醉、止痛、消炎、消腫及止癢之作用，如痔瘡持續不好轉或繼續惡化，醫師可能會使用如注射療法、結紮法、冷凍療法，清除痔瘡組織，甚至以手術將痔瘡根除。

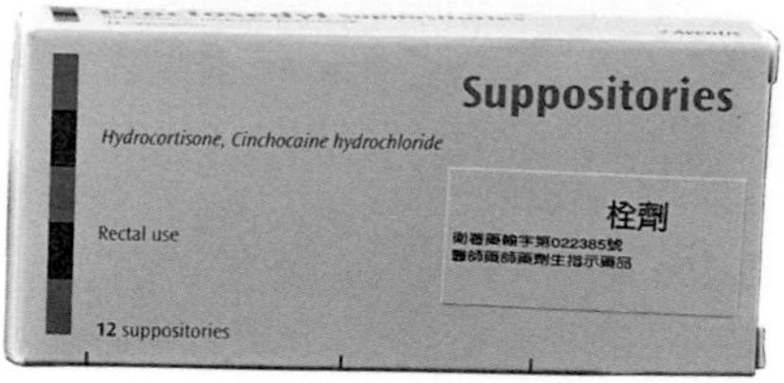

▲Proctosedyl栓劑

痔瘡並不是絕症，但卻是不良的生活習慣造成，因此治療完後常會有再復發的情形。

為了預防令人困擾的痔瘡發生，平時就應養成良好的如廁習慣、多食用高纖維的食物、避免食用刺激性食物，還要有正常規律的生活習慣，才是根本解決之道。

執筆藥師｜林慧芳藥師

Part 8

泌尿生殖疾病用藥

- 避孕藥
- RU-486
- 滴蟲感染用藥
- 攝護腺肥大用藥
- 性功能障礙用藥

避孕藥

該怎樣吃避孕藥？忘了吃怎麼辦？

Q

最近我在服用口服避孕藥避孕，請問要怎樣吃呢？而且我常忘了吃，要怎樣補救呢？

A

口服避孕藥是避孕效果最好的方式，只要不忘記服用，避孕效果通常接近百分之百。避孕藥是由雌性激素與黃體激素配合而成的製劑，不過各種品牌避孕藥所含的雌激素與黃體素的種類與劑量並不完全相同，因此有所謂第一代、第二代與第三代避孕藥，需要搭配月經週期才能發揮藥效，且大多數分為二十一粒（如Diane-35黛麗安、Mericlon美適儂、Marvelon母扶樂）及二十八粒裝（如家庭計畫一號、二號、三號口服避孕藥）兩種。

醫院一般有提供婦幼衛生協會的口服家庭避孕藥，分別為家庭計畫一號、二號、三號（二十八粒），以下就二十一粒裝與二十八粒裝避孕藥的服用方式說明如下：

● **二十一粒裝避孕藥的服用**

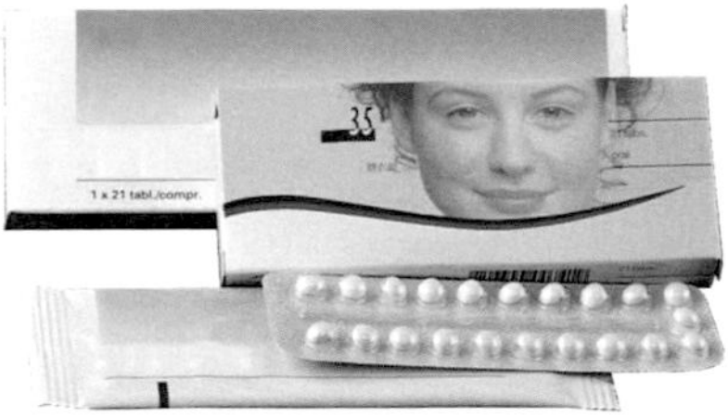

▲二十一粒裝避孕藥

方式：從月經來潮的第五天開始，每天一粒，持續服用二十一天，第二十二天以後停止服藥，停藥後一到二天會有月經，在出血日的第五天再度開始服用新的一包避孕藥，或者停藥後的第八天，不管月經有沒有來都要開始繼續服用新的一包。

● **二十八粒裝避孕藥的服用方式**：月經來潮的第五天開始服用第一粒，之後每天固定時間服用一粒，至第一包服用完繼續服用第二包，且不管月經來否還是要繼續服用，不間斷的服用。

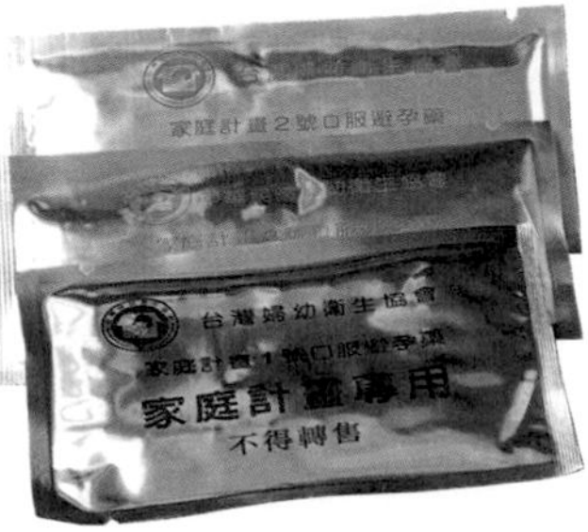

▲二十八粒裝避孕藥

避孕藥服用時間早晚都可，但是不能忘記服用，如果未按照指示每天服用避孕藥的話，會減低或喪失避孕效果，所以最好是選擇同一時段服用才不會忘記吃。萬一真的忘記了，還有補救方式。

● 一般來說一天忘記服，則在隔日補吃，加上第二天應服的一粒，所以共要吃兩粒。兩天忘記服，在接下來兩天每天都要補吃一粒，即連續兩天吃兩粒。若三天以上忘了服，這個月的避孕藥就沒有避孕效果，應利用其他方法避孕，等到下一次月經開始後第五天，再服用新的一包避孕藥避孕。
● 若忘記服用家庭計畫一號、二號和三號，可在十二小時內補服，若超過十二小時則在隔天同時間繼續服用下一粒，忘了服的那粒則捨棄，最好兩粒避孕藥服用的間隔不要超過三十六小時，避孕效果才不會降低。

每家廠商所生產的避孕藥，由於成分的比例不同，可能用法也不盡相同，所以若要達到良好的避孕效果，最好還是在購買時，向醫師或藥師詢問清楚，並依指示按時服用。

執筆藥師｜石美玲藥師

避孕藥

哪些女性不宜服避孕藥？

Q

我本身有高血壓，還有糖尿病，請問我可以吃避孕藥來避孕嗎？

A

避孕藥並不適用於所有的婦女。患有**心血管疾病**的婦女不宜服避孕藥，因為避孕藥中的雌激素（Estrogen）會提高血中脂肪、膽固醇、三酸甘油脂，血小板的粘附性增高；且黃體激素（Progesterone）會降低血中好的膽固醇（高密度脂蛋白），加速冠狀動脈粥樣硬化。因此，患有心血管疾病的婦女或**比較容易得心臟血管疾病**的人（如吸菸、曾中風或有血栓疾病）必須使用其他的避孕方法。又因服用避孕藥，血液粘度會增高，易造成血栓，患有**脈管炎**的婦女亦不宜服避孕藥。

另外，**急慢性肝炎和腎炎**的婦女不宜服用避孕藥，口服避孕藥中含人工合成的雌激素和黃體激素，這些物質是在肝臟代謝後再經過腎臟排出，所以如果服用者肝、腎功能不良，藥物就不能完全代謝排出，將會在體內蓄積而加重病情。

糖尿病的婦女不宜服避孕藥，因為患糖尿病的婦女服避孕藥後，有些人血糖會升高，這樣對血糖的控制不利，且糖尿病婦女往往併發主動脈、冠狀動脈、腦動脈及腎動脈不同程度的血管損害與病變，如果長期服用避孕藥，會加劇心、腦、腎等臟器的損害。

罹患某些腫瘤疾病的婦女也不宜服用避孕藥，如患有子宮肌瘤的婦女服避孕藥後，內含的賀爾蒙可使肌瘤增大。

由於口服避孕藥能升高血漿中的膽固醇及脂蛋白，對於**年齡較大**、**身體過胖**、**有膽結石家族史**的婦女，有可能誘發膽石症和膽囊炎，或有可能使原有膽石症、膽囊炎的婦女加重病情，此類病患應慎用口服避孕藥。

另外，**哺乳期**婦女也不宜服避孕藥，以免避孕藥透過下丘腦及腦垂體使乳汁質量發生改變，影響嬰兒營養與發育。

執筆藥師｜石美玲藥師

RU—486

使用RU—486墮胎，風險如何？

Q RU—486墮胎藥是甚麼？使用時要注意甚麼事情？

A Mifepristone（法國原廠名稱為RU—486），台灣則由美時藥廠取自法國原廠原料藥製成錠劑（商品名為Apano），是目前台灣唯一衛福部許可上市的墮胎藥。RU—486的作用機轉是阻斷黃體脂酮（Progesterone）接受器，藉由抑制胎兒需要的黃體素活性來達到終止妊娠的作用；但必須合併子宮收縮劑Misoprostol使用，成功率可以達到96%到98%，比起單獨使用的效果還好。適用對象則是符合「優生保健法」中，可施行人工流產之條件者，懷孕週期必須小於七週，且為子宮內懷孕者。

使用方法

1. 病患需在醫院或診所內於醫護人員面前一次口服600毫克RU—486（每顆200毫克，共三顆）。
2. 四十八小時後，除非確認已經排胎成功，否則需再服用Misoprostol（Cytotec，前列腺素）400微毫克（每顆200微毫克，共兩顆），誘發子宮收縮。
3. 服用後兩週內，應確實回醫院追蹤，經由超音波掃描確認妊娠組織完全排出。

使用過程中需注意的事項

- RU—486屬管制藥，必須依規定在醫師診療下才能使用。不可以自行到藥局非法購買使用。
- 如果不能完全墮胎，則可能導致畸胎，應該確實回診追蹤是否排胎成功。
- RU—486健保不給付。
- 並非每個人都適用此法，不可以因為不敢就醫而自行服用。

執筆藥師｜劉采艷藥師

滴蟲感染用藥

陰道滴蟲感染的用藥有哪些注意事項？

Q

我的太太因為滴蟲感染引起陰道發炎，醫師開了服立治兒Metronidazole (Flagyl) 給她服用，請問服藥時要注意些什麼？會有什麼副作用？

A

滴蟲是一種單細胞原生蟲，當婦女陰道受到滴蟲感染時，陰道出現發炎症狀，也就是所謂的滴蟲陰道炎。Metronidazole是滴蟲陰道炎的首選藥物，亦可用於治療生殖道或腸道之細菌感染。通常療程為每八小時服用一次，每次250毫克，連續服用七天，也可以單日一次劑量2克或是每十二小時服用500mg，連續服用七天。

由於因為抗藥性滴蟲的產生易造成治療失敗，而且沒有其他替代藥物可用來治療。因此，必須使用較高劑量Metronidazole來治療抗藥性滴蟲感染，而且務必按時服用。

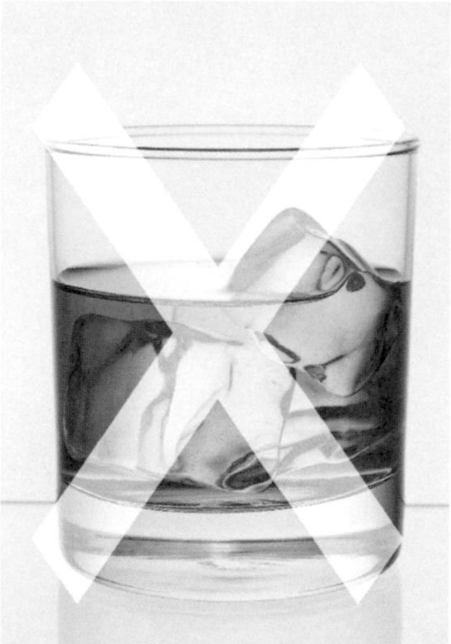

服用Metronidazole較常發生的副作用包括金屬味覺、腸胃不適、噁心、食慾降低等。根據統計，服用較高劑量時發生這些副作用的機率較高。食物不會影響Metronidazole的吸收，因此，吃完飯後服藥可以減輕腸胃的刺激感。需要特別注意的是，服用此藥的同時或四十八小時內，不可以喝含有酒精的飲料，因為酒精

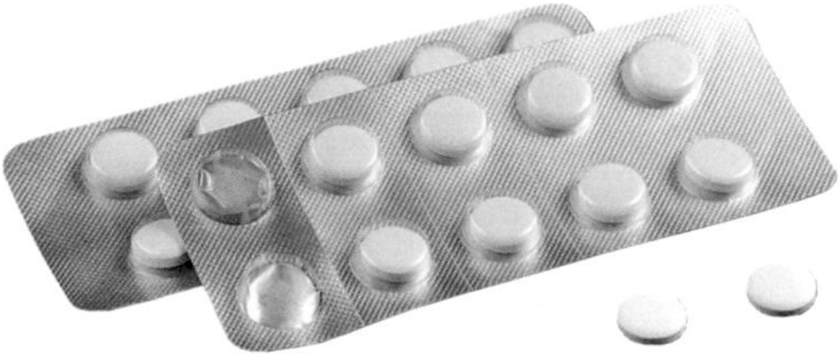

與Metronidazole併服可能會引起類似戒酒硫的反應（Disulfiram-like reactions），其症狀為：臉部潮紅、心悸、呼吸困難、噁心、嘔吐等。

雖然在人類服用Metronidazole的經驗中，並沒有明顯的證據顯示有致畸胎性，懷孕及哺乳中的婦女感染滴蟲陰道炎時，需要由醫師衡量其利與弊，並謹慎服用，以保護胎兒與嬰兒之安全。更重要的是，婦女在接受治療的同時，應避免性行為，最好另外一半也可以同時接受治療，以防止交叉感染。如果要根治的話，最好遵從醫師的指示，按時服藥並完成療程，不可以隨意停藥，以免治療失敗，還得花上更多的時間來治療這個惱人的疾病。

執筆藥師｜高玉玲藥師

攝 護 腺 肥 大 用 藥

治療攝護腺肥大的藥物有哪些？

Q

最近上廁所時，常覺得小便斷斷續續，解不乾淨，或是晚上睡覺後經常要起床小便，害我都不能好好睡覺，白天上班總是哈欠連連的。經醫師診斷後，應該是攝護腺肥大。攝護腺肥大吃藥會好嗎？

A

攝護腺肥大是男性最常見的泌尿道疾病，這種疾病和年齡有很大的關係。統計七十歲以上的男性，75%有攝護腺肥大的問題。攝護腺又稱為前列腺，詳細功能仍不清楚，但是我們知道它能分泌攝護液，調節精液中的酸鹼度，以供精子生存於其中。因此它只在想生小孩時才有作用，一般沒有攝護腺液的人，並不會影響此人的性功能。那麼攝護腺肥大為什麼會影響小便功能呢？主要原因是攝護腺位於膀胱出口處，包圍尿道。因此，攝護腺肥大時會壓迫尿道，有如水龍頭愈關愈緊一樣，導致解尿時力量變小，無法立即解出或是解不乾淨，或出現頻尿及夜尿的情形。若不治療，大量的餘尿存於膀胱中，很有可能引起膀胱發炎、結石等情形，這時就需考慮手術治療。目前治療攝護腺肥大的藥物主要在於症狀的改善，主要有兩類：

- **α-腎上腺型阻斷劑**：Terazosin（Hytrin，定脈平錠）、Doxazosin（Doxaben，可迅）、Tamsulosin（Harnalidge D，活路利淨），這類藥物是使控制攝護腺包圍尿道的

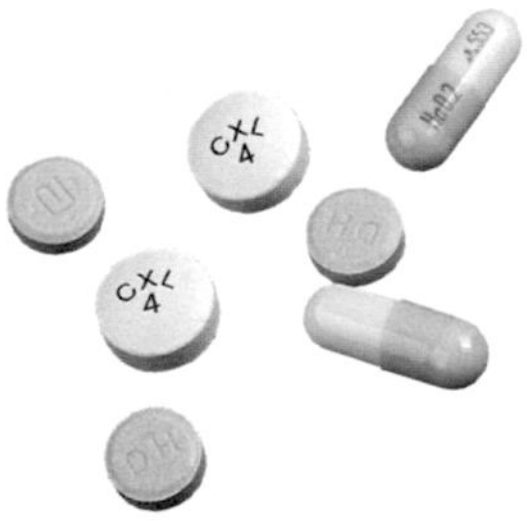

▲α-腎上腺型阻斷劑

肌肉放鬆，使尿液較易流出，減少尿液滯留在膀胱。但此類藥物可能會使血壓降低，因此剛開始服用此類藥物必須先由低劑量開始，之後依病情慢慢增加劑量。而平常本來是躺著或是坐著要起立時，都必須小心慢慢改變姿勢，以免突然動作改變導致血壓下降太快，而有頭暈眼花的情形發生。

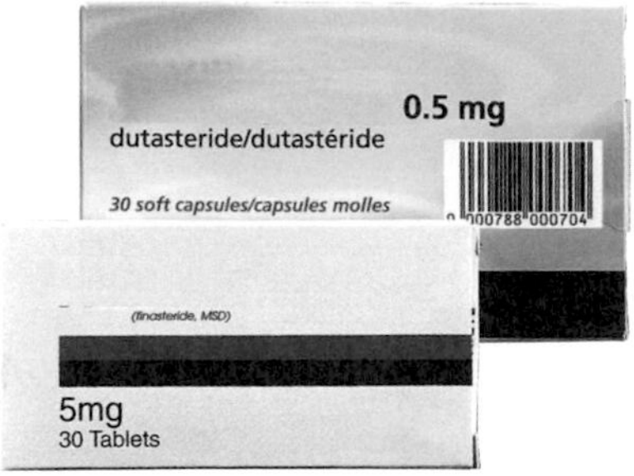

▲賀爾蒙類抑制劑

- **賀爾蒙類抑制劑**：Finasteride（Proscar，波斯卡錠）、Dutasteride（Avodart，適尿通），主要是藉由抑制使攝護腺變大的賀爾蒙，使攝護腺縮小。這類藥物可以明顯改善攝護腺肥大的症狀，但是有少數病患性功能可能會受到影響。

基本上藥物治療必須長時間持續使用才能發揮效果，一但停止使用藥物，攝護腺肥大的問題就會再發。而藥物治療主要目的是為了改善生活品質，因此如果藥物的副作用影響到自己的生活品質，應該要向醫師反應，找出解決的方法。

另外攝護腺肥大的人要避免服用抗組織胺類的藥物，如暈車藥、過敏藥、感冒藥及止瀉藥。因為抗組織胺會影響神經的作用，使得尿道通路縮緊，造成解不出尿來。而平常良好的生活習慣，如多吃蔬菜水果、少吃高油食品、少喝酒、適度的運動，也是很重要的，這不只對攝護腺的問題有益，也是達到身體健康的不二法門。

執筆藥師｜廖敏惠藥師

性功能障礙用藥

威而鋼、樂威壯、犀利士有什麼不同？

Q

我之前都是服用威而鋼，但是看到報紙上報導，國外有人吃威而鋼結果眼睛瞎掉，所以我不敢再吃。最近聽朋友說犀利士以及樂威壯效果更好，我想改吃這兩種藥可以嗎？哪一種比較好呢？服用時要注意什麼？威而鋼、樂威壯、犀利士有什麼不一樣？服用時要注意什麼？

A

男性性功能障礙，也就所謂的陽痿，常常困擾著中老年男性，自從威而鋼問世後，有效的改善許多男性的困擾，加上服用簡單方便，立刻成為藥品市場上最亮的一顆星。現在，繼威而鋼之後，犀利士及樂威壯陸續上市，使男性朋友多了更多的選擇。

其實，這三種藥大同小異，其作用在身體的方式相同，主要使陰莖海綿體內平滑肌放鬆，而讓血液流入陰莖，造成勃起；在服用過後，都需要在有性刺激的情形下才會有作用。

這三種藥品當中，樂威壯的效果最快，只要在性行為前二十五到六十分鐘服用即可；威而鋼則在性行為前六十分鐘空腹服用，高脂肪的食物會延遲並減低其效果；犀利士則是作用時間最長的藥品，可持續二十四小時，適合年紀較輕或須多次性行為的人。民眾可依照個人的需要選擇適合的藥品，使用時應該注意副作用及禁忌。

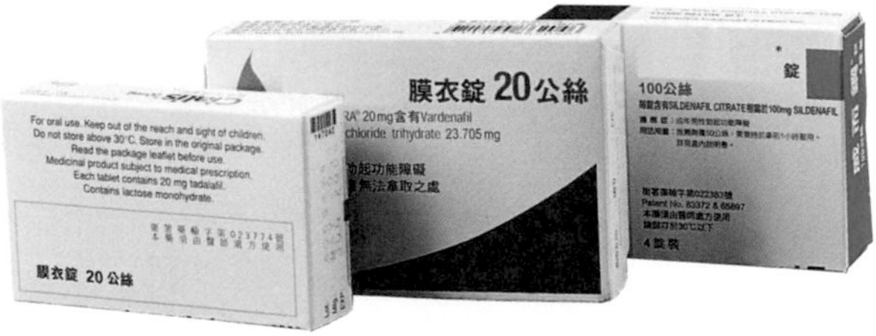

▲犀利士　▲樂威壯　▲威而鋼

其實，這三種藥物都有良好的耐受性，共同的副作用是頭痛、消化不良、潮紅等；其中威而鋼會使某些病患造成視覺障礙的問題，包括視覺模糊、色視覺問題（藍綠色視覺）、複視、甚至有短暫的視覺喪失，這通常發生在高劑量時，且停用後即可恢復正常。犀利士則會有背痛的副作用。在服用這三種藥物時須注意，千萬不可和硝酸鹽類藥物（一種用於治療心肌梗塞的藥物）併用，有心血管危險因子的人也應儘量避免使用。雖然威而鋼、樂威壯及犀利士能有效解決男性性功能障礙，但也因為其優秀的成效，容易忽略潛藏在底下的病因，如糖尿病及動脈硬化的發現。因此，使用這些藥物前，應先經由專科醫師診斷及評估，才能既幸福又安心。

執筆藥師 | 黃欣怡藥師

Part 9

內分泌疾病用藥

- 糖尿病用藥
- 抗甲狀腺用藥
- 類固醇

糖尿病用藥

治療糖尿病有什麼藥可以使用？又有什麼副作用？

Q

最近我常口渴、喝得多、尿也多，但是體重卻直線下降。醫師幫我抽血檢查，血糖高達200到300mg／dL。醫師說我有糖尿病，必須使用藥物治療。請問糖尿病有什麼藥可以治療？又有什麼副作用？

A

一旦我們身體中的胰臟沒有辦法分泌足夠的胰島素，或者胰島素的敏感性不夠，造成糖分不能進入細胞內被利用，就會產生高血糖。解決方法主要是控制飲食中糖分的攝取以減低高血糖的機會，或是藉由運動來增加胰島素敏感性。若是仍然無法控制血糖，就需要考慮降血糖藥物的幫忙。

降血糖藥物是如何發揮它降血糖的作用呢？像是**胰島素**主要是直接補充胰臟無法製造或是製造不足的胰島素。**腸降糖素類似物**可促進胰臟分泌葡萄糖依賴性胰島素，減低升糖素的濃度，且減緩胃排空以達成血糖的控制。**阿爾發葡萄糖酶抑制劑**可以抑制多醣類在腸道之分解以減低糖分吸收。**磺醯尿素類**及**美格替耐類**藥物，能夠刺激胰臟分泌更多的胰島素來控制血糖。**雙胍類**藥物可以抑制肝臟製造葡萄糖及促進糖分的利用。**唑烷二酮類**藥物則是因為可以改善胰島素的敏感性，於是有「胰島素增敏劑」之稱。

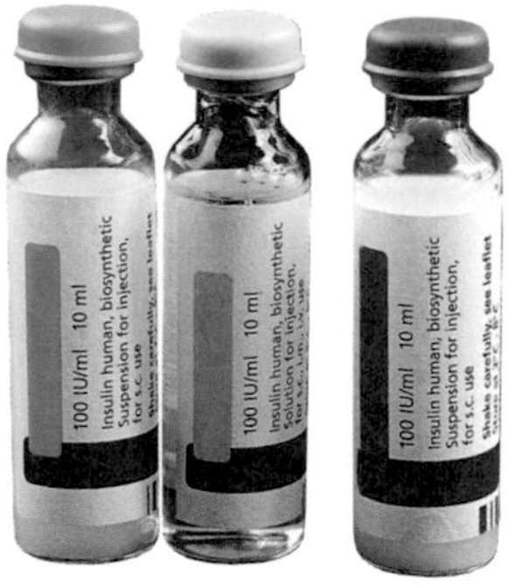

▲胰島素

二肽基肽酶-4抑制劑，能阻止二肽基肽酶-4的作用，增強類升糖激素胜肽的功能，促進胰島素分泌，減低升糖素的濃度，且減緩胃排空，以降低血糖濃度。最新的**鈉依賴型葡萄糖共同運輸蛋白抑制劑**的作用是抑制尿糖的再吸收以增加腎臟葡萄糖排泄，因此有「排糖藥物」之稱。

目前這些藥物皆可考慮用於治療糖尿病。包括注射的胰島素（insulin），腸降糖素類似物（Incretin mimetics）以及口服降血糖藥物（oral antidiabetics drugs; OHA），分別將台灣目前常用的品項整理於下列表中：

台灣的胰島素藥物整理

藥物種類	成分名	商品名
速效胰島素	Insulin aspart Insulin lispro Insulin glulisine	NovoRapid Humalog Apidra
短效胰島素	Regular Insulin (Soluble, neutral)	Humulin R Actrapid HM Actrapid HM Penfill
中效胰島素	Lente (Insulin Zn susp)	Humulin L Monotard HM
	NPH (Isophane insulin)	Humulin N Insulatard Insulatard HM Insulatard HM Penfill
長效胰島素	CrInsulin detemir	Levemir
	Insulin glargine	Lantus
混合型胰島素	Mixture of 30% regular insulin & 70% NPH	Humulin 70／30 Mixtard 30 HM Mixtard 30 HM penfill
	Mixture of 30% insulin aspart& 70% protamined insulin aspart	NovoMIx 30
	Mixture of 50% insulin aspart& 50% protamined insulin aspart NovoMIx 50	NovoMIx 50
	Mixture of 25% Insulin lispro and 75% protamine insulin lispro	Humalog Mix 25
	Mixture of 50% Insulin lispro and 50% protamine insulin lispro	Humalog Mix 50

台灣的腸降糖素類似物整理

藥物種類	成分名	商品名
腸降糖素類似物（Incretin mimetics）	Exenatide Liraglutide	Bydureon® 穩爾糖 Victoza® 胰妥善

台灣的口服降血糖藥物整理

藥物種類	成分名	商品名
阿爾發葡萄糖酶抑制劑（Alpha-Glucosidase Inhibitors）	Acarbose Miglitol	Glucobay® 醣祿 Diaban® 抑醣錠 Migbose® 麥若醣
磺醯尿素類（Sulfonylureas）	Chlorpropamide Glibenclamide Gliclazide Glimepiride Glipizide	Diabenese® 特泌胰 Euglucon® 佑而康 Diamicron® 岱密克龍 Amaryl® 瑪爾胰 Glidiab® 泌樂得
美格替耐類（Meglitinides）	Repaglinide Nateglinide	NovoNorm® 諾和隆錠 Starlix® 使糖立釋
雙胍類（Biguanids）	Metformin	Glucophage® 庫魯化錠
唑烷二酮類（Thiazolidinediones）	Pioglitazone	Actos® 愛妥糖
二肽基肽酶-4抑制劑（DPP-IV inhibitors）	Sitagliptin Vildagliptin Saxagliptin Linagliptin	Jaunvia® 佳糖維 Galvus® 高糖優適 Onglyza® 昂格莎 Trajenta® 糖漸平
第二型鈉離子依賴型葡萄糖轉運蛋白抑制劑（Sodium-Glucose Co-transporter 2 Inhibitors,SGLT-2 Inhibitors）	Dapagliflozin	Farxiga® 福適佳
複方口服降血糖藥物（Metformin & Glyburide）	Sitagliptin & Metformin Valdagliptin & Metformin Glimepiride & Metformin	GlucoMet® 克醣美 JanuMET® 捷糖穩 GALVUS Met® 高糖優美 Amaryl M® 美爾胰

其實像是第1型糖尿病患、孕婦或授乳婦、對於口服降血糖藥物過敏者或是有明顯的肝腎功能不良者等並不適合使用口服降血糖藥物。至於適合使用口服降血糖藥物的患者，在使用這類藥品時需注意事項及副作用則依各類藥物說明如下：

- **阿爾發葡萄糖酶抑制劑**：這類藥物可於餐前或用餐時與食物一起吞服。可能產生之副作用主要是胃腸的不舒服，包括脹氣、腹瀉、腹痛等。通常單獨使用阿爾發葡萄糖酶抑制劑不太會發生低血糖的情形，但是如果同時服用其他降血糖藥物，則發生低血糖的機率就可能會增加。若出現低血糖時應該服用葡萄糖，不可服用蔗糖、糖果或果汁。
- **磺醯尿素類**：一般建議於餐前30分鐘服用此類藥物。可能產生副作用包括有低血糖及胃腸症狀如噁心、嘔吐、腹瀉、便秘、消化不良等。飲食量減少或未用餐時須調整藥物劑量，以避免低血糖副作用產生。
- **美格替耐類**：美格替耐類由於藥的作用很快，藥效持續時間很短。給藥方式一般為飯前15分鐘、但亦可改變為給藥後立即用餐或飯前30分鐘使用。因這類藥品為「隨餐血糖調節劑」，若未用餐則不須給藥，若多吃一餐則多加一次劑量。這類藥物造成低血糖的危險性較低，但仍然可能有低血糖、體重增加或噁心、嘔吐、腹痛、腹瀉等胃腸副作用。
- **雙胍類**：雙胍類藥物建議於飯後或與食物一起服用。可能副作用包括味覺感覺異常、噁心、嘔吐、腹脹、腹瀉等。通常這種現象是暫時性，可以經由慢慢調整劑量或與食物併服降低此副作用。這類藥物可能產生乳酸中毒或糖尿病銅酸中毒之症狀，特別是腎功能不良、手術或接受血管注射碘化物顯影劑的情形下較容易產生，因此使用此類藥物若有嚴重性疲勞、肌肉痛、失眠、嘔吐、伴有肌肉痙攣的腹痛與全身性不適等應該停藥並立刻告知醫師或藥師。

- **唑烷二酮類**：唑烷二酮類藥物可與食物併服或空腹服用。有活動性肝病或肝功能指數在正常值上限2.5倍以上時不可使用這類藥物。可能副作用包括水腫、輕微貧血、輕微體重增加。若發生無法解釋之噁心、嘔吐、腹痛、食慾降低、大便顏色變淺或黃膽發生應該立即告知醫師。
- **二肽基肽酶-4抑制劑**：二肽基肽酶-4抑制劑可與食物併服或空腹服用。可能副作用包括頭痛、鼻塞、流鼻水、上呼吸道感染。使用注意事項包括腎功能不良者須依照腎功能調整劑量。二肽基肽酶-4抑制劑單獨使用引起低血糖的機率很低，但是合併會造成低血糖的藥物如磺醯尿素類藥物或胰島素，應注意低血糖的發生。
- **第二型鈉離子依賴型葡萄糖轉運蛋白抑制劑**：二肽基肽第二型鈉離子依賴型葡萄糖轉運蛋白抑制劑建議每天早晨服用，隨餐或空腹服用皆可。可能副作用包括低血糖、血液肌酸酐增加、尿道感染、噁心、暈眩、出疹和生殖器感染。但是低血糖只有在此藥物與磺醯尿素類或胰島素共同使用時，才有較高的發生率。
- **複方口服降血糖藥物**：複方口服降血糖藥物將不同種類的藥物成分做成一顆藥。這樣的好處是服藥方便，可提高服藥順從性，因此目前有愈來愈多複方口服降血糖藥物提供用藥選擇，以達到控制血糖的目的。

執筆藥師｜楊文琴藥師

糖尿病用藥

什麼時候需要注射胰島素？使用胰島素針劑要注意什麼？

Q

醫師告訴我，目前我已經服用最大量的口服降血糖藥物，若是血糖仍然控制不好，就必須改為胰島素注射，可是我實在是害怕打針，有什麼方法可以避免使用胰島素注射？若是一定要使用胰島素注射，請問應該如何使用？有什麼要注意的呢？

A

通常可以藉由一些治療的選擇，以延緩使用胰島素注射治療。首先要確認是否已經按照指示正確使用藥物。根據我們的經驗，許多人對於藥物的種類、使用時間、頻率、數量皆可能有誤。因此若是因為使用藥物不規則或是使用劑量、時間錯誤，導致血糖控制不佳，則應該依照指示正確服藥。另外，確實的進行飲食控制以及適量的運動，有可能可以延緩胰島素注射之需求。另可考慮使用多種機轉不同的口服降血糖藥物。但是目前一些用於治療第2型糖尿病的降血糖藥物還相當新，上市使用時間並不夠長，因此合併使用第三種甚至第四種口服降血糖藥物的經濟效益，以及增加藥物使用的種類將使藥物的副作用及交互作用可能性增加，也是必須列入考慮。因此應該使用第三種口服降血糖藥物或是加入胰島素治療，應該是經由醫師評估個別情形，衡量其中的利與弊做出最適合且病患能夠接受之決定。

不過終究有些人的胰臟已經無法分泌任何的胰島素，那就必須注射胰島素治療。通常必須注意，此時不宜突然停止口服藥物，直接全部轉換成胰島素注射，因為直接全部轉換成胰島素注射容易產生高血糖。我們曾經在門診看見病患因為此情形，結果誤以為胰島素效果比口服降血糖藥物差，因而不願意接受胰島素注射治療。一般建議，可於晚上睡前注射少量的胰島素，白天則使用口服降血糖藥物以控制血糖。

其實害怕打針是一件很正常的事情，而胰島素注射是將胰島素注射至皮下的脂肪層（此處有相對較少的神經終端），且近年來針頭越做越短及薄，也使得疼痛降至最低。只要學習正確的注射技巧，可以減少不適。甚至有許多七十歲以上的老人經由學習，自己注射胰島素，將血糖控制得很好。

胰島素是人體內胰臟分泌的賀爾蒙，由於能夠幫助醣類的代謝，所以可以降低血糖。目前市面上的胰島素主要是利用基因工程製造而成。依照作用的長短，胰島素可分為速效、短效、中效、長效及混合型。

使用胰島素注射藥物注意事項如下：

- 使用胰島素製劑時，應先於手中轉到均勻且不冰冷為止，再抽藥注射。
- 每次抽取藥物前要先檢查藥物外觀，如超短效（如Lispro）、短效（HumulinR）及長效胰島素（如Glagrine）皆為澄清，若外觀呈現混濁濃稠、輕微顏色或有肉眼可見的顆粒，則不可以使用。中效（如Humulin N）及混合型胰島素則為混濁的。
- 當有需要使用短效胰島素與其他中長效製劑混合時，必須先抽短效胰島素；且要注意長效胰島素（如Glagrine）不可與短效胰島素混合。
- 每次更換注射部位，如腹部、大腿、手臂、臀部。
- 不要隨意更換不同廠牌或胰島素混合的順序。
- 最重要的是不可自行突然停藥。如果有必要停藥，你的醫師會與你溝通，並密切觀察停藥的反應。

- 適當的飲食及運動是很重要的，即使注射藥物，亦不可取代飲食及運動的重要性。

胰島素與其他用於治療糖尿病的藥物一樣，可能會產生一些副作用，但不是每個人都會發生。因此你使用此藥若發生任何不適，請告知醫師或藥師。至於可能產生的副作用說明如下：

- 胰島素的降血糖作用可能導致發生低血糖，低血糖症狀包括：頭痛、飢餓、發抖、冒冷汗、心跳加快、無力、頭暈、嘴唇麻、視覺障礙等症狀，此時應立即進食含10到15公克易吸收之糖份的食品，例如：含糖飲料（120到150毫升）、三到四顆方糖或一湯匙蜂蜜。如果沒有改善或有意識不清、抽筋、昏迷的現象，應立刻送醫院。因此要注意注射胰島素後一定要記得按時進餐，以避免此副作用。
- 開始注射時，可能因血糖值發生改變而導致暫時性的視覺障礙；通常會隨著服藥時間而改善。
- 注射部位偶爾有紅、腫、癢等現象，但通常在數天或數週後消退。注射部位可能發生脂質營養不良，每次注射更換注射部位，可減少此副作用。
- 一些嚴重但較少見的副作用，如：嚴重過敏，可能引起全身紅疹、呼吸短促、喘息、血壓下降、頻脈或流汗，此時應該立刻就醫。

執筆藥師｜楊文琴藥師

糖尿病用藥

有什麼藥會影響血糖值？

Q

我的父親年紀大了，除了有糖尿病以外，還有高血壓、高血脂、眼睛也不太好，所以使用的藥物有很多種，這些藥物會影響血糖嗎？可以一起使用嗎？

A

現代人吃得好、動得少，因此容易有三高，包括高血壓、高血脂、高血糖。所以常常同時使用多種藥物。有些藥物確實會影響血糖的控制，包括醣質性類固醇、菸鹼酸、乙型交感神經阻斷劑、利尿劑等藥物，分別敘述如下：

- **醣質性類固醇**（Glucocorticosteroid）：因為會增加胰島素阻抗性而使血糖明顯增高。這類藥物包括Prednisolone、Hydrocortisone、Dexamethasone及Cortisol，使用亦相當廣泛，包括風濕性關節炎、氣喘、嚴重過敏、化療病患等等。口服或注射此類藥物極可能造成血糖升高。吸入性及皮膚外用劑型，因為屬於局部作用，進入血液的藥量較小，引起血糖升高的可能性也就較少。但是在門診也曾看到一些眼科病患因長期或大量使用類固醇眼藥水，結果血糖明顯上升。因此雖然是局部使用，仍然必須注意。幸運的是，類固醇造成的血糖增高通常是可逆的，因此只要停藥或減低劑量，血糖情形就可以改善。

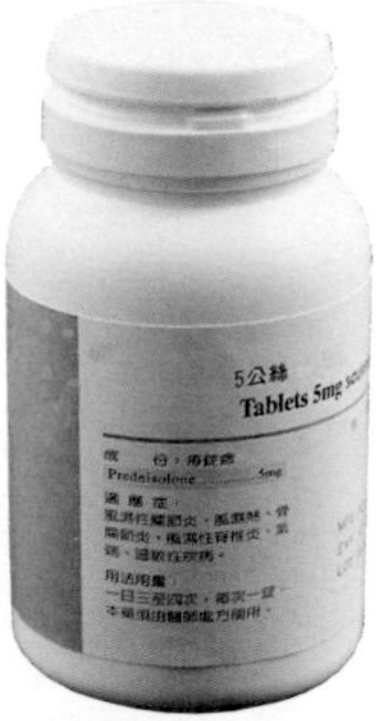

▲醣質性類固醇

●**菸鹼酸**（Niacin、Nicotinic acid）：亦會造成血糖增高。有些高血脂病患使用菸鹼酸類降血脂，劑量通常為2到6g，像這樣高的劑量，會引起血糖增高。而一些綜合維生素處方中亦含有菸鹼酸衍生成分Niacinamide，即維生素B_3，通常含量僅為50到100mcg，劑量較低，對血糖的影響不明顯。

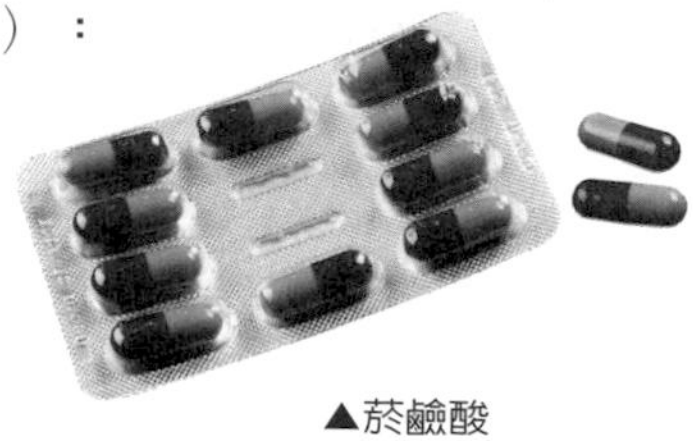

▲菸鹼酸

●**乙型交感神經阻斷劑**（β-blocker）：如Metoprolol、Atenolol。乙型交感神經阻斷劑常用於急性心臟疾病發作之後。過去我們一直被提醒注意此類藥物可能遮蔽低血糖症狀，如心悸或顫抖，而且會使發生低血糖症狀的病患復原變慢。但是在預防心臟疾病發作的優點比遮蔽低血糖症狀更為重要，所以當有糖尿病患使用乙型交感神經阻斷劑時，應該鼓勵病患多監測血糖，並且告知一般糖尿病患常見的低血糖症狀會不明顯，但是低血糖症狀中的冒冷汗不會被乙型交感神經阻斷劑所影響，可以特別注意。

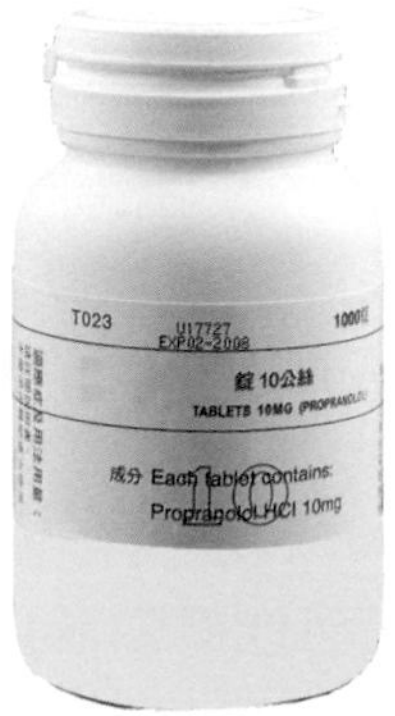

▲乙型交感神經阻斷劑

●**利尿劑**：如Thiazide類利尿劑中的Hydrochlorothiazide會引起胰島素阻抗而使血糖增高，並且此效應與服用的Hydrochlorothiazide劑量有關。過去常見以25到50mg Hydrochlorothiazide控制血壓，但現在則常用較低劑量

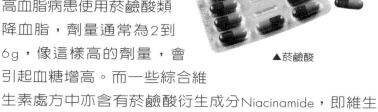

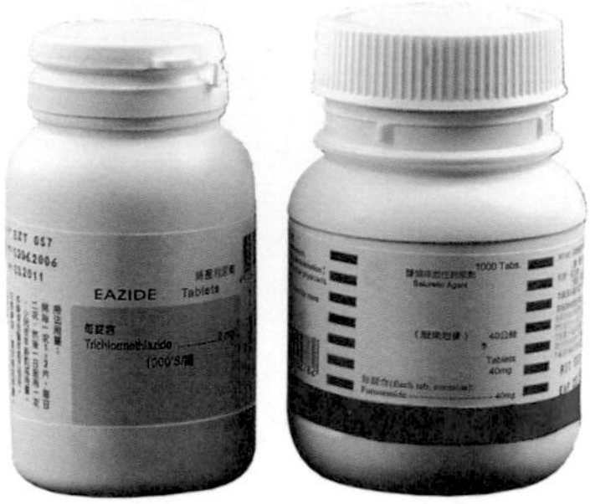

▲利尿劑

12.5g，此劑量可有效控制血壓且對血糖影響小。Thiazide類利尿劑同時可能使血脂增高，但只要劑量低於25g則影響小。因此使用此類利尿劑必須留意劑量。而亨利氏環利尿劑，如Furosemide與Thiazide類利尿劑一樣會增加血糖，機轉並不確定，目前有理論提出可能與Furosemide造成低血鉀相關，血糖增高常發生於使用Furosemide後二到四週。但Furosemide也並非糖尿病患的絕對禁忌，使用者若發生低血鉀，則應該予以矯正。當然飲食、口服降血糖藥物或是胰島素，亦必須視情況調整。

其他如用於HIV感染或是AIDS病患的蛋白酶抑制劑（Protease inhibitors），癌症化學製劑Asparaginase，免疫抑制劑Cyclosporine、Tacrolimus，抗結核菌藥物Isoniazide、Rifampicin 等亦可能使血糖增加。而此時醫師與病患必須評量使用該類藥物之利與弊。有時控制疾病的急迫性比增加血糖的危險性更重要，此時則應該先用藥物控制疾病，然後再考慮解決血糖的問題。

執筆藥師｜楊文琴藥師

抗甲狀腺用藥

為什麼必須使用抗甲狀腺藥物又同時要補充甲狀腺素？

Q 幾個月前，醫師診斷出我有甲狀腺亢進的問題，開了抗甲狀腺的藥物給我。現在我的狀況好多了，醫師又加開了甲狀腺素給我。請問我還要繼續使用抗甲狀腺藥物，又同時補充甲狀腺素嗎？

A 抗甲狀腺藥物目前有三種，包括Propylthiouracil（Procil）、Methimazole（Tapazole）和Carbimazole（Neothyreostat），其中Carbimazole在身體內可以轉變為Methimazole，所以這二種藥物可以當作相同。這類藥物可以抑制甲狀腺素T4和T3的合成。

使用抗甲狀腺藥物的有效率相當高，但注意必須長期持續服藥，維持治療時間一般在一到二年。但是要能夠長期持續用藥並不容易，尤其一般人在用藥幾個星期後，常見的症狀如緊張、多汗、心悸、多食、虛弱疲勞等就會逐漸減輕，甚至消失。於是有些人就以為已經好了，而停止服用藥物或不舒服時才吃藥。但是，這時候的甲狀腺功能並沒有恢復到正常。**自行停藥或不規則用藥，很容易導致病情復發**。因此，有甲狀腺亢進問題的人在使用藥物見效後，最重要的就是要有耐心的依照醫師的

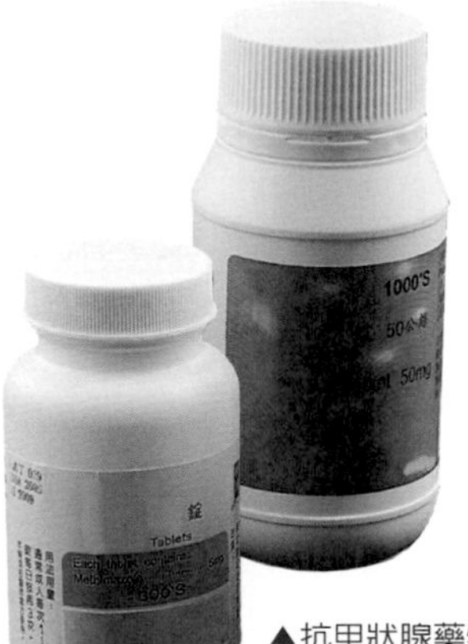

▲抗甲狀腺藥物

指示，逐漸減少藥量，並且經過醫師評估後才可以停藥。

抗甲狀腺藥物的副作用包括：皮膚疹、關節炎、味覺及嗅覺異常、腸胃道症狀、暫時性白血球降低、肝功能異常及顆粒性白血球缺乏等。通常醫師會要你定期抽血檢查來確定藥物療效以及控制副作用。

抗甲狀腺藥物是要抑制甲狀腺素的合成，可是又服用甲狀腺素，看起來不正好是相反的作用嗎？是的，看起來似乎是矛盾的事情，可是在一些狀況下確實有幫忙。像是有些甲狀腺功能亢進的人，當甲狀腺功能恢復正常後，除了逐漸減藥外，有時醫師會採用另外一個選擇，就是沒有減低藥量，而是維持比較高劑量的抗甲狀腺藥物，再加上甲狀腺素來治療。這樣的好處是繼續維持較高劑量抗甲狀腺藥物，可能有較強的抑制免疫反應的功能，於是對病情的控制有幫忙。除此之外，同時服用甲狀腺素也就比較不會產生甲狀腺功能低下的問題，因此不需要經常追蹤甲狀腺功能。不過使用高劑量抗甲狀腺藥物，也就比較可能引起相關的副作用，仍然需注意。另外，為了降低甲狀腺亢進的復發率，也有報告指出可先使用抗甲狀腺藥物，然後再使用抗甲狀腺藥物及甲狀腺素合併治療，然後再使用甲狀腺素來抑制TSH（甲狀腺促進激素）的分泌。

執筆藥師｜楊文琴藥師

類固醇

類固醇副作用很大，我是不是可以不要吃呢？

Q

我有嚴重的皮膚過敏，我的朋友有關節炎，醫師剛好都開類固醇給我們吃，但是聽說這個藥品副作用很大，會有月亮臉、水牛肩、骨質疏鬆、傷害腎臟等，我是不是可以不要吃呢？

A

類固醇是我們身體內本來就會分泌的一種物質，跟體內的碳水化合物、蛋白質與脂肪的代謝都有關係。過去因為類固醇被濫用，產生副作用，結果造成大家的誤解，甚至不敢使用。其實只要使用正確，類固醇並不可怕。

類固醇在治療上使用相當廣泛。由於具有抗發炎的作用，可以用來治療關節炎、嚴重的過敏、氣喘、慢性阻塞性肺病等。同時類固醇具有免疫抑制的作用，可以用於血液、皮膚、眼睛、甲狀腺、腎臟、結腸炎等免疫失調的問題。或是器官移植、骨髓移植後可以預防排斥。

類固醇的副作用有：體重增加、水腫、高血壓、高血糖、骨質疏鬆、肌肉萎縮、皮膚脆弱、脂肪重新分佈（月亮臉、水牛肩等）、精神狀況改變、胃潰瘍或出血、感染機會增加、白內障、青光眼等等。副作用的發生與使用類固醇的劑量、時間長短、使用方式正確與否相關。因此為了減少類固醇副作用的產生，使用時應注意下列事項：

- **不要自行停藥或增加、減少藥量**：對於長期使用的人，醫師通常會根據疾病的情況，慢慢減量。長期使用的人，若是突然停藥，可能會造成食慾降低、噁心、嘔吐、頭痛、想睡、發燒、關節痛、精神恍惚等狀況。

- **注意按時服藥**：若是一天使用一次的用法，儘可能在早上吃藥。早上是身體內腎上腺皮質活性最高的時候，在這個時候服藥比較符合人體的正常生理狀況，也就可以避免類固醇對腎上腺素造成抑制。
- 服用類固醇會減低身體的抵抗力，若是有發燒、喉嚨痛等感染症狀時，應該儘速就醫。
- 有糖尿病、高血壓、胃潰瘍的人，使用類固醇要特別小心自己的血糖、血壓、以及腸胃的狀況，若是大便變黑或是有任何不舒服應該告知醫師。

正確的使用類固醇，可以幫助許多人控制病情。當病情需要時，醫師處方的類固醇可以安心使用，並注意定期追蹤治療。

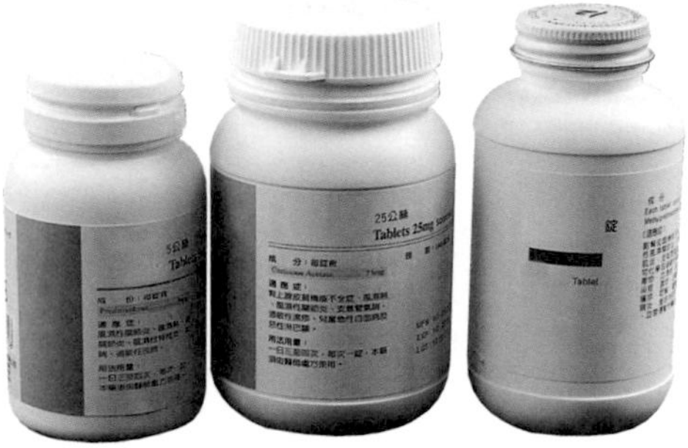

執筆藥師｜楊文琴藥師

Part 10

血液疾病用藥

- 貧血用藥
- 止血藥
- 蠶豆症
- 白蛋白針劑

貧血用藥

貧血需要吃藥嗎？

Q

之前的健康檢查抽血檢驗報告中，醫師說有輕微的貧血，但不需治療；除了多吃含有鐵的食物之外，有沒有藥物是可以用來治療貧血的藥品？

A

貧血是最常見的血液疾病之一，簡單的判斷是以紅血球細胞數目與血液中血紅素濃度低於正常值來決定，當然還需要更進一步的檢驗，像是血比容、平均血球血紅素、平均血球體積等，更多的檢驗來確定。

要說有哪些藥物可以治療貧血，要先區分貧血的種類，依病因來說，可以區分為下面幾類：小細胞性貧血（鐵質缺乏）、巨細胞血球貧血、鐮刀型血球貧血和慢性疾病造成的貧血。小細胞性貧血又稱為鐵質缺乏貧血，顧名思義，也就是體內鐵質的缺乏造成的貧血，需要補充鐵質。巨細胞血球貧血可能是葉酸的缺乏或是維他命B_{12}缺乏。鐮刀型血球貧血是一種遺傳性紅血球疾病，這種疾病易使血紅素凝集，使得紅血球變成鐮刀形狀。而這種紅血球在微血管的時候不容易通過，在脾臟較容易被分解，使得紅血球的壽命下降（由一百二十天降到十二至二十五天左右），這時需要輸血治療或是

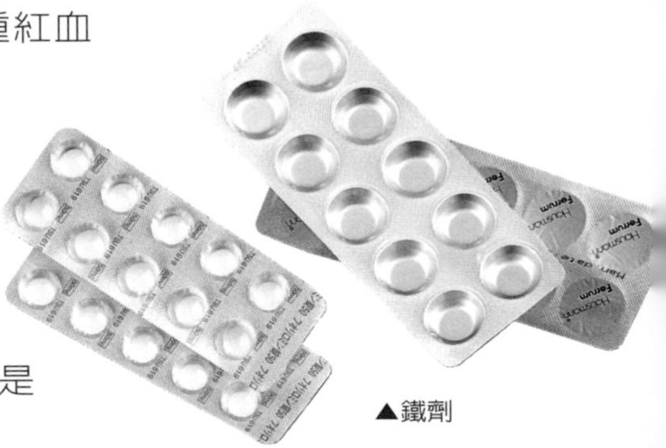

▲鐵劑

進行脾臟切除手術。

有哪些慢性疾病會造成貧血呢？像是患有惡性腫瘤，接受化療，腎臟機能不全或是有慢性感染（例如心肌內膜炎、骨髓炎、結核病、HIV感染等）。慢性感染病患需要適當的抗生素治療，而貧血症狀除了可用輸血的方式減緩症狀外，必要時還可以使用基因重組製成的人類紅血球生成激素（rhEPO）來治療。

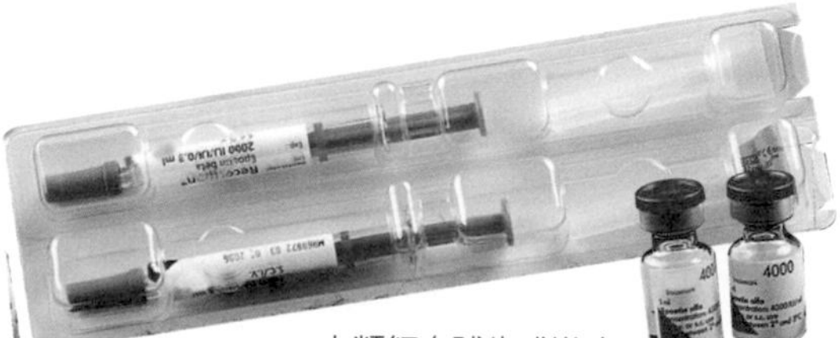

▲人類紅血球生成激素

造成貧血的原因非常多，而且需要藉由許多檢驗數據才可以判斷出是何種病因；知道病因後也才能使用正確的方式來治療，而這些方法是需要醫師專業的判斷。若有貧血的症狀（像是臉色蒼白、指甲床蒼白、運動時呼吸困難、虛弱、疲倦等），先找醫師作詳細的檢查，確定病因後，再依醫師的處方來治療，而不可自行購買藥物服用。藥物的使用也要注意相關反應，像是鐵劑容易造成噁心、嘔吐、口中有金屬感、便秘、黑便等現象的發生，在服用時避免與牛奶或是咖啡等併用，以免降低藥物的吸收；與維生素C併用可以增加鐵質的吸收。

執筆藥師｜張維舜藥師

止血藥

吃止血藥要注意什麼？

Q

上次拔牙時，醫師有開一種止痛藥和一種止血藥，可是之前另一次拔牙時就沒有開止血藥，請問拔牙一定要吃止血藥嗎？

A

什麼是止血藥？顧名思義，就是停止出血的藥；也有人稱之為促凝血藥，因為可以促進血液凝集、凝固，達到止血的目的。正常的人在受傷後出血，通常是會自動停止，但是有些人可能由於缺乏某些凝血因子或其他原因，而造成出血量與所需凝血時間不同於正常。一般可知的原因可分為三類：血小板異常、血友病和缺乏維生素K。血小板異常通常是指血小板數量的不足，可能是藥物或是自體免疫引起的，輸血可以補充血小板的數量，減少出血情形發生。

止血藥的選擇以病患出血的原因來決定：先天性的凝血因子異常，常常是需要補充人工合成的凝血因子，像是一些血友病的病患，就是需要打第八或第九因子，才能維持血液的正常凝集功能，而減少一出血就血流不止的情形。另外，若是手術需要，或是一般外傷所造成的出血，可以施打一些藥物或口服這一類藥物，像是Tranexamic acid（斷血炎針劑、止血明膠囊）。對於一些表皮外傷造成的出血，可以使用外用的血管

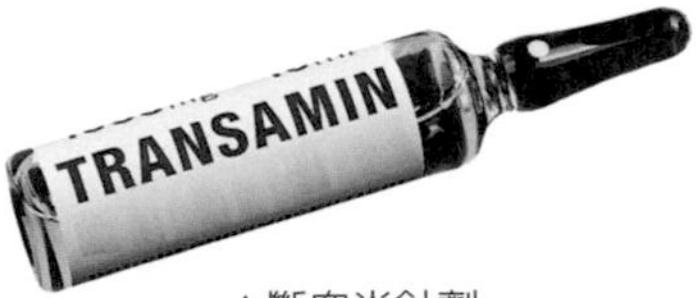

▲斷血炎針劑

收縮素如Pinephrine。

體內肝臟負責製造多種凝血因素（例如第七、第九和第十凝血因子以及凝血酶原）需要維生素K，若缺乏維生素K也是會引起出血的情況。維生素K可分為K_1、K_2、K_3、K_4四種，K_1來自於動植物身上，像是動物肝臟和深綠色的蔬果，K_2則是由細菌產生的，K_3與K_4則是人工合成的。在止血方面，K_1作用比K_3和K_4強，只不過K_1只能注射使用，若用口服方式則腸道必須要有膽汁、膽鹽的協助才能有效的吸收，而K_3和K_4則不須膽汁或膽鹽的協助就可吸收。

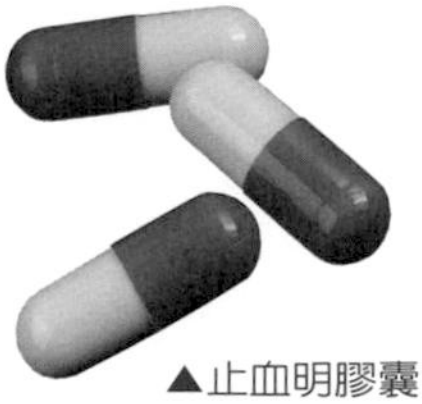
▲止血明膠囊

如同之前所說的，正常人輕微受傷後是會自動止血的，不需另外服用藥物；有些小手術是會用一些止血藥，像是拔牙等，通常是依出血情形來判斷是否用藥，但是因血流不止或本身是血友病病患則須盡速就醫，經醫師的評估後使用適當的止血藥，而不可以自行服用這一類的藥物，以避免更嚴重的情況發生。

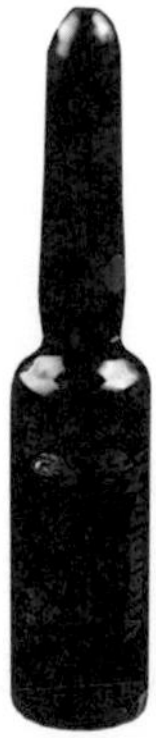
▲維生素K

執筆藥師 | 張維舜藥師

蠶豆症

蠶豆症是什麼？哪些藥不能吃？

Q

我的小孩出生時，醫師說有他蠶豆症，日後就醫時要告知其他醫師有此一疾病，可以避免使用到會引發此疾病的藥物，請問有哪些藥物是蠶豆症病患不可以服用的？

A

G6PD缺乏症全名稱為「葡萄糖六磷酸鹽脫氫酵素缺乏症」（Glucose－6－phosphate dehydrogenase，簡稱G6PD），又稱為蠶豆症，是中國人常見的先天性代謝疾病，容易造成溶血性貧血，在台灣地區發生率為2到3%，其中又以客家人發生率較高，此症為性聯遺傳，好發於男性，女性少見。目前G6PD缺乏症是政府對新生兒篩檢的項目之一。

麩胱甘肽（Glutathione, G－SH）是負責維護紅血球的膜避免氧化的破壞，當外來氧化物產生會消耗麩胱甘肽，由於葡萄糖六磷酸鹽脫氫酵素的缺乏，而使麩胱甘肽不能形成G－SH來保護血球細胞膜而產生溶血現象。罹患此症之早產兒可能會自發性溶血，而足月兒不會。若產婦懷有G6PD缺乏症之胎兒，則需注意懷孕中避免食入氧化性藥物，因為會經由胎盤傳給胎兒，而導致胎兒溶血及黃疸。

由於G6PD缺乏症是因為染色體基因異常造成之先天代謝性疾病，至今仍無法使用藥物治療，但只要日常生活中注意下列事項即可避免發生溶血現象：

- 避免吃蠶豆。
- 衣櫥及廁所不可以放樟腦丸（臭丸）。
- 不要使用龍膽紫（紫藥水）。
- 不隨意服藥，所有藥物均需經由醫師處方。

會造成溶血之藥物方面，包括：抗生素、止痛藥、抗瘧藥、抗結核病藥等藥物，若有G6PD缺乏症的病患應避免使用這些藥物，就醫時也需先告知醫師，避免處方這些藥物。

假使病患接觸到具氧化性物質時，可能立即發生溶血反應。症狀包括：臉色蒼白、全身黃疸、精神不佳、食慾差及解深茶色尿。嚴重時會導致呼吸窘迫、心臟衰竭，甚至休克及意識昏迷而有生命危險，常需緊急輸血以挽救性命。所以當病患出現以上任一症狀時，要盡速送醫求診，並主動告知醫護人員病患有G6PD缺乏症，以幫助做更迅速而正確的診斷與治療。

執筆藥師｜張維舜藥師

G6PD缺乏症避免服用的藥物

分類	藥物名稱
抗生素	速博新（Ciprofloxacin）、威洛速（Moxifloxacin）、滅菌樂爾（Norfloxacin）、琥珀酸氯黴素（Chloramphenicol）、撲菌特（Co-trimoxazole）
止痛藥	伯基（Aspirin）、普除痛（Acetaminophen）
抗瘧藥	硫酸奎尼丁（Quinidine）、必賴克廔（Hydroxychloroquine）
抗結核病藥	鈣派斯膜衣錠（Para-aminosalicylic acid）
痛風用藥	彼洛喜錠（Probenecid）
其他	維生素K（Vitamine K）、維生素C（Vitamine C）

白蛋白針劑

白蛋白針劑真的可以補充營養嗎？

我父親剛開完刀，營養狀況很差，很瘦，朋友告訴我，可以請醫師開白蛋白營養針，請問真的有用嗎？

補充白蛋白就是補充營養？有許多人會有這樣的誤解，要知道白蛋白與營養針是否可以畫上等號，首先要先了解白蛋白的功能。

白蛋白在肝臟合成，主要分佈於血漿及皮膚、肌肉及其他各種組織的細胞外液中。白蛋白是血漿蛋白之中含量最多的蛋白質（其他主要還有球蛋白、纖維蛋白等），它最主要的功能在維持血液的膠體滲透壓，也就是說白蛋白在血管中可以拉住水分，幫助血液在血管中維持一定的容量，若是體內白蛋白的量過低，血液中的水分就可能保持不住而流失。

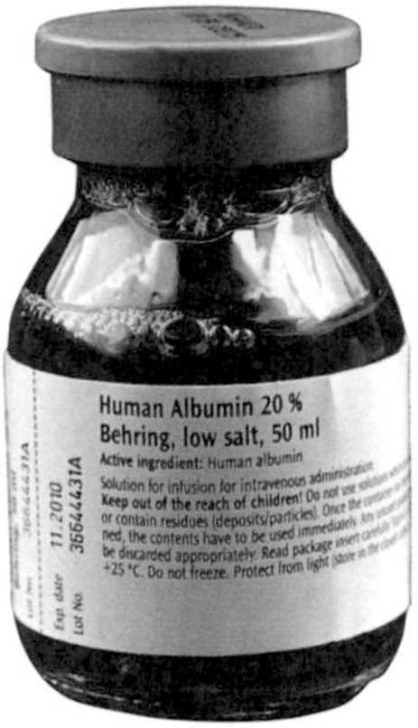

除了維持血液的膠體滲透壓外，白蛋白另一個主要的功能就是負責物質的運送，這其中包括內生性物質，如脂肪酸、膽紅素、各種激素等，及外生性物質，如藥物，也因此有些藥物的濃度會受到白蛋白含量的左右。

白蛋白顧名思義是蛋白質的一種，在體內佔有一定的含量，若是營養狀況不好，蛋白質的生合成自然會降低，因此，在臨床上血漿中白蛋白的含量，也常用來當作評估病患營養狀態的指標之一；而雖然如此，**直接注射白蛋白並無法直接補充營養，因為人體營養的來源，除了蛋白質外，主要還有糖類及脂肪**。而在一些急性的發炎或感染、肝、腎疾病、大出血、燒傷時，白蛋白會明顯的流失。一般成人血漿中白蛋白的含量為35到38克／公升，孕婦以及老人的含量較低。若是含量小於15克／公升，就會有生命危險，當白蛋白含量介於20到25克／公升之間，可能會出現水腫症狀，而過低的白蛋白會導致延長病患的住院日。

在臨床上，白蛋白適用於休克、燒傷、手術前、期間或手術後白蛋白缺乏症狀、以及白蛋白含量低於25克／公升的病患。但是補充時，並不是一味的補充，當白蛋白過多或濃度過濃時，會使血量過多造成心血管過度負荷、肺水種、體內蓄積過多的水分、凝血時間延長、甚至是急性腎衰竭等。而且白蛋白的製劑是由人體混合血漿所製成，雖然經過嚴格篩選及病毒去活化，但仍無法完全避免被感染原感染而產生的疾病。因此，使用時仍須經醫師審慎的評估。

執筆藥師 | 黃欣怡藥師

Part 11

癌症用藥

- 治療藥物
- 治療方式
- 副作用
- 藥劑外滲

治療藥物

新一代癌症治療藥物有哪些？

Q

我先生罹患非小細胞肺癌，聽說現在有新的治療方法，叫做「標的治療」，可以用吃的，而且沒有化學治療的那些可怕副作用，真的嗎？

A

傳統治療癌症的方法，如細胞毒性的化學治療或是放射線治療，是依據癌細胞分裂及生長速度比正常細胞快得多的特性，來給予殲滅。其中，化學治療藥物的作用主要在干擾細胞週期而抑制癌細胞增長，其作用點通常為DNA，因此產生的細胞毒性是不可逆的。加上大部分的化療藥物對癌細胞的選擇性不好，也就是無法正確的辨認正常細胞與癌細胞的差異，因此在殲滅癌細胞的同時也破壞了不少正常細胞，造成許多不願見到的副作用。細胞在分裂增長過程中，會透過蛋白質及特殊的接受體傳遞訊息，而「標的治療」主要是找出癌細胞與正常細胞訊息傳遞時的差異，針對這些不同的地方來干擾細胞的增長，就像「神奇子彈」般只選擇癌細胞予以殲滅，而較不會破壞正常的細胞，因此一般化療所造成的可怕副作用減少了，但治療效果絲毫未比傳統治療差，並且可以持續而長期的口服投藥，為癌症的治療帶來新的希望。

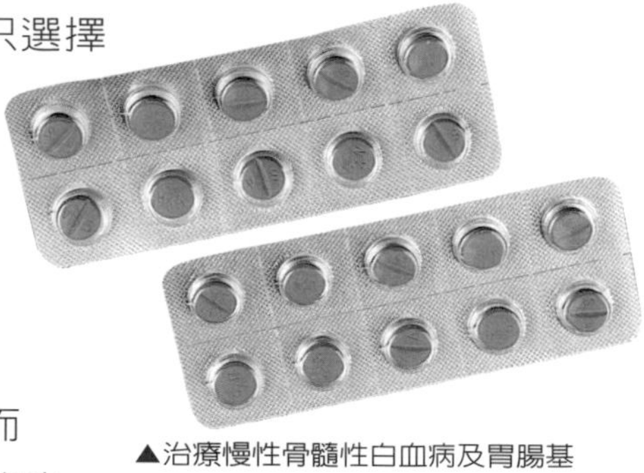

▲治療慢性骨髓性白血病及胃腸基質瘤的藥物Imatinib

目前市面上許多癌症都有發展「標的治療」之藥品。例如治療**白血病**的Imatinib（Glivac，基利克）、Dasatinib（Sprycel，柏萊）、Nilotinib（Tasigna，泰息安）；治療**非小細胞肺癌**的Gefitnib（Iressa，艾瑞沙）、Erlotinib（Tarceva，得舒緩）；用在治療**乳癌**的Lapatinib（Tykerb，泰嘉錠）；治療**肝癌**及**腎細胞癌**的Sorafenib（Nexavar，雷莎瓦）；**腸胃道間質腫瘤**、**腎細胞癌**的Sunitinib（Sutent，紓癌特）等。這些藥品目前在臨床上的使用都有不錯的效果，其副作用相對比化療藥較少，且口服給藥比較方便，因此病患的接受度相當高，大部分都有健保給付，對癌症病患來說是一大福音。

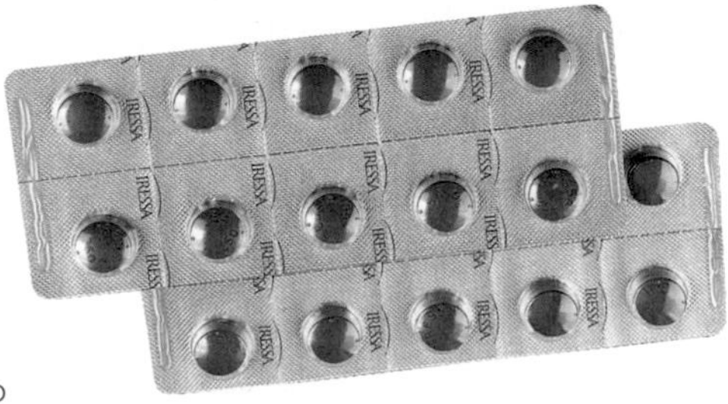

▲治療非小細胞癌的藥物Gefitnib

執筆藥師｜黃欣怡藥師

治療方式

癌症治療，要先作化療還是要先作手術才好？

Q

我姊姊是乳癌病患，醫師說要先作化學治療再動手術，但是我記得我的朋友也是乳癌，她是先作手術切除後才作化學治療，同樣是乳癌為什麼不一樣？哪一種比較有效？

A

其實，癌症的治療有許多的方式，包括外科手術、放射線治療、化學藥物治療、熱療法等，在臨床上這些治療方法也會相互配合使用，以徹底清除癌細胞。

就目前臨床的經驗，化學治療用於治療癌症有四種用法：

第一種稱為**引導療法**（Induction therapy）。引導療法，也就是指除了使用化學治療之外，無其他替代的治療方式（如外科手術、放射線治療），通常用在較後期、較嚴重的癌症。

你的朋友所使用的方式屬於第二種治療方式，稱為**輔助治療**。這種方式是腫瘤經過一些基本的治療，如外科手術或放射線治療後，再用化學藥物來將殘存的癌細胞清除。

並不是每一個人或每一種腫瘤都適合使用這種方式，主要是根據癌症復發性的大小來判斷，目前有越來越多的癌症適用這種方法，包括早期發現的乳癌、非小細胞肺癌，以及結腸直腸癌、惡性神經瘤等，經過臨床證明使用輔助化學治療有相當好的效果。

第三種治療方式，也就是你姊姊所使用的方式，稱為**基礎治療**（Primary therapy），這種治療方式事先以化學藥物治療癌症，使腫瘤範圍縮小後，再使用手術或放射線療法將腫瘤去除，目前基礎療法對許多的癌症都有良好的效果，如膀胱癌、乳癌、食道癌、咽喉癌、非小細胞肺癌以及骨肉瘤等。

第四種則是**直接將化學治療藥物滴注到癌患的部位**。事實上，不論是使用哪一種癌症的治療方式，都是經過臨床上經驗的累積，證實其療效，至於要使用哪一種治療方式，除了癌症發生的部位、是否轉移、腫瘤的大小、嚴重程度以及病患本身的身體狀況等都需要列入評估，才能找到適合的方式。

執筆藥師｜黃欣怡藥師

副作用

化學治療有哪些副作用，要如何處理？

Q

我罹患直腸癌，醫師說要作化學治療，但是我看電視上，還有聽別人說，化學治療有很多副作用，像頭髮會掉光、一直嘔吐、身體會變得很虛弱，聽說很痛苦很難忍受，我非常害怕，一直無法去面對，是不是真的有這種副作用？

A

化學治療主要是阻止快速分裂的癌細胞，雖然我們身上大多數器官在出生後多已分化完成，但仍有些細胞需不斷分裂增長，包括骨髓細胞、毛囊細胞、口腔及胃腸道的黏膜細胞等，而化學治療除了可以殺死癌細胞，對身體這些仍會繼續分裂增長的正常細胞也會有影響，所以會產生廣泛性的副作用，包括骨髓抑制（白血球減少症、血小板減少、貧血等）、腸胃道不適（噁心、嘔吐、腹瀉等）、落髮、皮膚的反應等，有些藥品則會產生神經系統、腎臟、心臟、肺臟、膀胱或是肝臟的毒性。其實這些副作用並無想像中可怕，而且在臨床上有許多方式及藥物可以防止或減輕這些副作用。

骨髓是血球的製造工廠，化療藥物會破壞工廠之運作，使產量減低，血球的生產量就會不敷使用。因此就會產生貧血、嗜中性白血球減少症、血小板減少症等骨髓抑制的副作用。貧血是因為紅血球的數目過低，可以使用紅血球生成素（Erythropoietin）或輸血的方式；嗜中性白血球是我們重要的防禦系統，若是數目過低（ANC<500 cells／mm3）則容易被微生物感染，故需要使用抗生素來預防感染或是使用顆粒白血球（生長激素）刺激因子（Colony-stimulating factors，簡稱CSF）來縮短顆粒白血球減少期的時間（促進嗜中性白血球由骨髓釋出及增強成熟嗜中性白血球的機能）。

噁心、嘔吐是化學治療中常見且難以忍受的胃腸道副作用，其程度與發生的時間依照每種化療藥品而不同，急性期的嘔吐是指接受化療二十四小時內發生的，可以在化療給藥前先給予5－HT3受體拮抗劑，它是止吐藥物中最新最有效的；遲發性的噁心、嘔吐是指在給藥二十四小時後或更長時間後發生的，輕微噁心可由飲食的改變來改善，若是無法忍受，可以給予皮質類固醇或併用其他止吐劑來減緩。

其他消化道的副作用，如口腔黏膜的破壞，可增加攝取動物蛋白質，使口腔黏膜的破壞降至最低。而腹瀉時，須適時以口服或靜脈注射補充水分及電解質。當發現掉了一堆頭髮時，的確是令人震驚，通常這種落髮在治療數天到數週會出現，不過不用太擔心，現在市面上有各式各樣的假髮或頭巾可供選擇配戴。最重要的是化學治療所造成的落髮是可逆性的，也就是停止化療六到八週後，上天會還你一頭烏黑的秀髮。

其他副作用則因化療藥品的不同而異。心臟毒性較常發生於抗腫瘤抗生素，這種反應通常與高劑量或長時間注射有關，因此可使用低劑量而頻繁給藥的方式來減少心臟毒性的發生。Cisplatin、Cyclophosphamide、Methotrexate造成的腎臟毒性，可以在給藥前充分給予生理食鹽水及利尿劑等方式來預防。Mesna可以有效預防Cyclophosphamide及Isophosphamide所造成的膀胱毒性（出血性膀胱炎）。

由於醫學的進步，大部分化學治療藥物所造成的副作用都能夠有效預防或治療，且有些副作用在化療完畢後就會消失，所以現今病患幾乎都能忍受化療的過程，其實化學治療並不可怕。

執筆藥師｜黃欣怡藥師

藥劑外滲

化療藥劑外滲到肌肉組織怎麼辦？

Q

我先生在輸注化療藥物時，覺得施打的部位有疼痛、紅腫的感覺，護士小姐告訴我是化療藥物外滲到周圍組織，請問化療藥物外滲是不是指化療藥漏出來？聽說化療藥物有腐蝕性，那會不會有危險？要怎麼辦才好呢？

A

化學治療的藥物在輸注時，不小心發生藥物從輸注的管線中漏出或者由血管中跑到旁邊的皮下組織，我們稱為「化療藥物外滲」。因為大部分的化學治療藥物具有「細胞毒性」，也就是破壞細胞的能力，因此碰觸到外滲藥物的組織可能會受到一些傷害。依據藥物造成局部組織傷害的大小，可分成起泡性（Vesicant）、刺激性（Irritant）藥物。

起泡性的藥物造成的傷害較大，顧名思義這類藥物會使組織產生水泡而逐漸破壞，並產生壞死的現象，如抗腫瘤抗生素這類藥物及長春花鹼家族的藥物。而刺激性藥物，如Asparaginase、Bleomycin、Carboplatin、Carmustine、Cisplatin、Cyclophosphamide、Cytarabine、Docetaxel、Etoposide、Fluorouracil、Methotrexate、Mitoxantrone、Paclitaxel等，則會引起注射部位血管周圍感到疼痛或整條血管都有疼痛的感覺，有時也會發生發炎反應。有些藥物則會造成軟組織的潰瘍，但只發生於大量且濃度高的藥液外滲。

外滲藥物對身體的影響除了因藥物種類不同、滲出藥物量的多少而異，也與藥物直接作用及藥物的溶解度、輸液裝置、溶液的酸鹼度等有關。化療藥物若不幸發生外滲時，立即及正確的處理是將傷害降至最低的關鍵。在輸注化療藥物時，應隨時注意輸注管線的情況，若是輸注部位有紅腫、灼

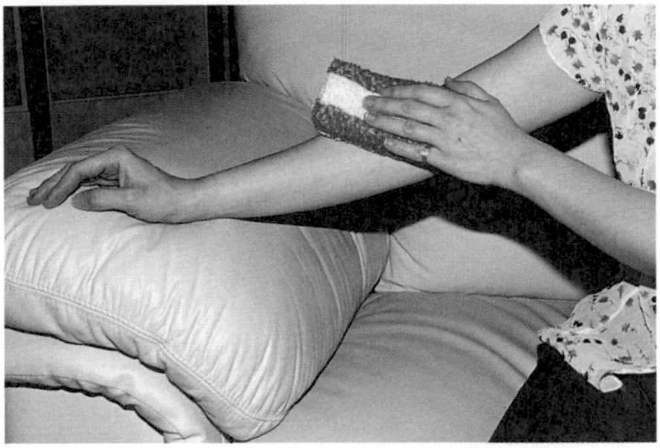

熱感、疼痛或刺激的感覺時，應馬上告訴醫護人員並立即停止繼續輸注，待醫護人員將外滲藥物處理之後，應將患部抬高四十八小時，且每二到四小時觀察患部疼痛、燒灼感、紅腫、硬塊情況。局部冷敷或熱敷患部（除了Etoposide、Vinblastine、Vincristine為熱敷外，其餘為冰敷）至少十五到三十分鐘，每天四次，持續二十四到四十八小時；或是立刻局部冷敷或熱敷三十到六十分鐘，記得每十五分鐘休息一下，持續一天，並且注意冷敷或熱敷時應避免壓迫到患部。醫護人員會視患部的情形評估是否需要進行清創術或切除手術，儘早做外科重建或整形手術對傷口的癒合越好。

執筆藥師｜黃欣怡藥師

Part 12

抗微生物製劑

- 抗生素
- 抗結核病藥
- 抗病毒藥
- 抗寄生蟲用藥

抗生素

抗生素是不是消炎藥呢？

Q

請問醫師開給我的抗生素是不是就是「消炎藥」呢？為什麼藥師告訴我一定要按時服用，不可以隨意停藥呢？

A

這是很多人容易混淆的一個問題，即使是醫師或藥師在衛教民眾時偶爾也會告訴他們「這是消炎藥，要記得按時服用」！雖然心裡知道這是錯誤的觀念，但是也只有如此說明，民眾比較容易理解。

民眾注重對知的權利，我們必須要告訴民眾「抗生素並不是消炎藥」。消炎藥是指抗發炎藥物，如關節痠痛時醫師所開的止痛抗發炎藥物，如Celecoxib（Celebrex，希樂葆膠囊）。當身體受到細菌或其它微生物感染時，醫師會依症狀或細菌培養結果給予抗生素治療，雖然抗生素沒有消炎的作用，但是它可以殺死細菌或抑制細菌的生長，進而讓人們因為感染而引起的不適獲得緩解，或許這就是民眾稱之為消炎藥的原因吧！

一般而言，醫師會依不同的感染症狀給予不同的抗生素療程，一般是七到十四天，切記不可以自己停藥。如果沒有按時服藥，吃了兩次忘了一次，藥物就沒有辦法在體內達到有效的殺菌或抑菌濃度，如此不但無法徹底解決感染的問題，反而讓那些沒被殺死的細菌有機會產生突變，產生抗藥性的菌種，以後這種抗生素可能就無法再對付這個有抗藥性的細菌了。所以醫師開了抗生素，就要遵從醫師的指示，按時服用，並且要服用至完整的療程結束，讓藥物在體內完全地發揮作用，如此才可以達到治療效果。

執筆藥師｜高玉玲藥師

抗生素

是不是感冒或喉嚨痛就要吃抗生素呢？

最近我感冒了，覺得喉嚨很痛，是不是吃止痛藥就可以？還是一定要吃抗生素才可以好？

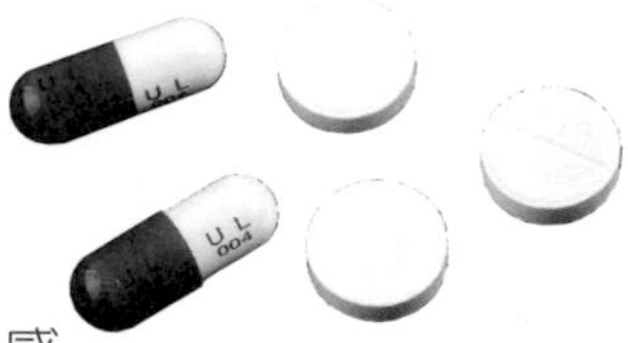

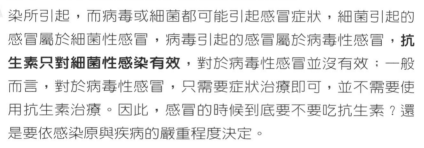

感冒的時候大多是上呼吸道的不適，如打噴嚏、流鼻水、咳嗽、喉嚨痛等，上呼吸道的感染大多數是由病毒感染所引起，而病毒或細菌都可能引起感冒症狀，細菌引起的感冒屬於細菌性感冒，病毒引起的感冒屬於病毒性感冒，**抗生素只對細菌性感染有效**，對於病毒性感冒並沒有效；一般而言，對於病毒性感冒，只需要症狀治療即可，並不需要使用抗生素治療。因此，感冒的時候到底要不要吃抗生素？還是要依感染原與疾病的嚴重程度決定。

細菌感染引起的咽喉炎或扁桃腺炎，病患常會覺得喉嚨痛，通常服用抗生素會有明顯幫助，但要由醫師評估，依感染部位判斷可能是什麼致病菌，再依經驗療法決定使用哪種抗生素。一般咽喉炎的抗生素療程約三到七天，除了完整的抗生素療程，多喝開水及適當休息，才能很快恢復健康。

抗生素種類很多，例如：Penicillins、Cephlosporins等，並不是每種抗生素對所有的細菌感染都有效，必須由醫師診斷確認後才可以使用，濫用抗生素不但對病情沒有幫助，還會造成嚴重抗藥性問題，因此，不要自行購買抗生素服用，如果吃錯抗生素，可能會延誤病情，記得要請醫師替你做正確診斷，如此才是聰明的現代人。

執筆藥師｜高玉玲藥師

抗生素

為什麼要做抗生素過敏測試？

我曾經對藥物過敏，好像是抗生素，但是我不記得是哪一種抗生素，是不是表示我不可以吃抗生素呢？請問如何才能知道我對哪一種抗生素過敏？如何測試？

當病患告知或醫師懷疑可能對抗生素過敏，但是治療上又要用抗生素時，就會先做抗生素的過敏測試，以防病患用藥後產生過敏性休克。醫師會在用藥前給予病患做過敏測試，國內有某些醫院有過敏門診提供病患做過敏測試，測試的時候通常由護理人員執行，並且要醫師在場。首先，將小量的抗生素由一支小針注入上臂皮膚的表層，每一個步驟逐漸增加抗生素的濃度，並檢查陽性反應，如果出現陽性反應，就表示你對這個抗生素過敏，這個抗生素的測試就必須要終止，有可能會對一種以上的抗生素過敏，當天就可以知道測試結果，一般以Penicillin（盤尼西林）做過敏測試的機會較多。

因為你曾有藥物過敏的經驗，因此，不管服用什麼藥，在服藥之後，需要多觀察，如果出現不適反應，例如呼吸緊迫、眼皮浮腫、嘴唇腫大、皮膚起紅疹、皮膚癢等症狀，就要立刻就醫，並記得攜帶當時服用之藥物，最好留下藥袋或醫師處方箋提供醫師診斷與治療之協助。如果確認對某種藥物過敏，請將該藥物紀錄下來作為以後就醫之參考。

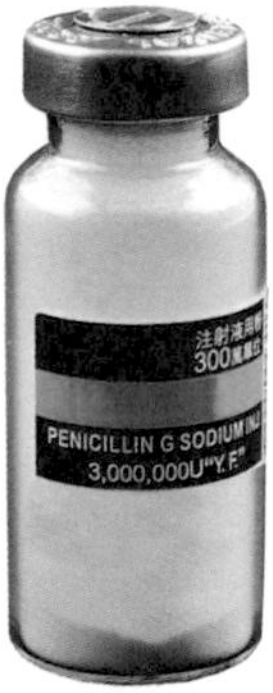

▲盤尼西林針劑

抗生素

為什麼服用抗生素會引起腹瀉？

最近我的小孩因為上呼吸道感染到診所就診，醫師開了抗生素給他服用，他服藥後就一直拉肚子，請問為什麼吃抗生素會拉肚子呢？如果拉肚子，要注意些什麼？

如果服用抗生素後持續有腹瀉的現象，就要考慮是不是因為抗生素而引起的腹瀉。根據統計，成人使用抗生素後，有高達百分之二十的人會有腹瀉的症狀。其中七成五到九成病患會有輕微、單純的腹瀉，但少數會有比較嚴重的症狀，例如偽膜性腸炎。

抗生素引起腹瀉症狀可以從兩個方向解釋，第一種可能的原因是：某些抗生素具有胃腸刺激作用，引起腸胃蠕動頻繁，影響了腸道對水及電解質的吸收，因此引起腹瀉。第二種可能的原因是：因為抗生素的不當使用，改變了正常腸胃道內細菌的平衡，而使得某些會產生腸毒素之細菌在腸道內過度繁殖，如Clostridium difficile（困難梭狀桿菌）為革蘭氏陽性厭氧菌，原來為人體腸道中的正常菌叢，但是由於其他腸道菌的競爭壓抑才不易致病。由於大量使用抗生素會造成腸道其他正常菌叢減少，困難梭狀桿菌便藉機大量繁殖以致於發病。這隻菌會產生毒素，造成腸內液體的聚積以及抑制蛋白質的合成。症狀包括發燒、白血球升高、肚子絞痛和反覆性的軟便。如果不治療的話，腸道黏膜脫落可能就會造成二次感染及脫水。

腹瀉是很常見的一種症狀，但是如果最近有服用過抗生素，就必須要考慮是否是因為抗生素所引起的腹瀉。如果允許的話，可以先停用抗生素。大部份的人在停用抗生素後，腹瀉症狀便可以獲得改善，如果仍然無法改善，就需要看醫師查清楚原因，可以檢查糞便中是不是有困難梭狀桿菌所產生的毒素。如果診斷確定是困難梭狀桿菌所引起的偽膜性腸炎，就必須要服用可以對抗這隻難纏的細菌之抗生素了，例如Metronidazole就是首選藥物。

然而，不論是不是因為抗生素所引起腹瀉，除了要請醫師確定診斷外，記得要給予你的寶貝適當的電解質液補充，並且服用較容易消化的澱粉食物，以減少腸胃的負擔，如此，症狀應該可以大大地改善。

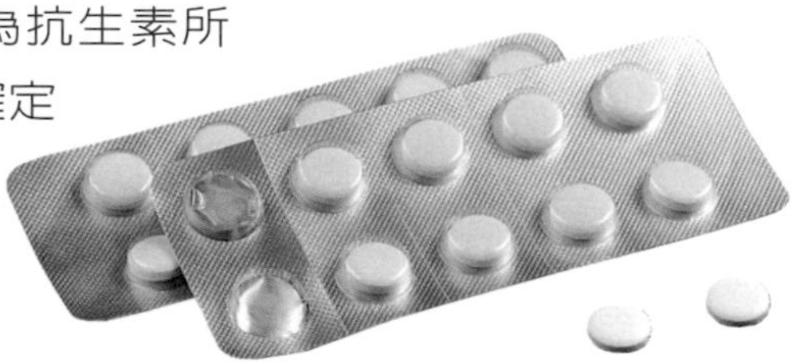

▲Metronidazole

執筆藥師 | 高玉玲藥師

抗結核病藥

何謂結核病的DOTS？

Q

何謂結核病的DOTS？為什麼一定要派人來看我吃下結核病的藥？

A

為了防治結核病，政府衛生單位的宣導及加強醫師治療方面的新知是很重要的，但和治療效果最直接相關的是病患服用藥物的順從性。在治療結核病時一定要遵照醫師囑咐，不間斷、耐心地接受正確及有效的藥物治療，並且規則的服藥，只要病患全力與醫護人員合作，這樣結核病是可以痊癒的。而通常**病患不規則服藥是造成治療失敗和產生抗藥性變異種最重要的原因**。

DOTS（Directly Observed Treatment, Short Course）是世界衛生組織（World Health Organization, WHO）所提出的結核防治最佳策略，意指短程直接觀察治療法。即治療時務必完成整個治療療程，由醫護人員直接監督治療，確實看到病患服藥入口，完成「送藥到手，服藥入口，吃完再走」的策略。而診治醫師或醫院有責任觀察到完成治療為止，假如沒有把握，則可轉介病患到肺結核病防治院所執行DOTS，如衛生所或慢性病防治局。這個方法能有效增加結核病患的服藥順從性，提高結核病治療的成功率，並減少結核菌抗藥性變異菌種的產生。

為了保護自己也保護他人，若病患想將肺結核根治，就必須聽從醫師指示，切記一定要按時服藥，正確服藥。

執筆藥師｜石美玲藥師

抗結核病藥

為什麼治療肺結核一定要吃這麼多藥？

Q

我是肺結核病患，每次去醫院醫師都開好多藥給我，請問我一定要吃這麼多嗎？

A

結核桿菌在體內是以三個不同形式存在，快速增殖的桿菌、緩慢增殖的桿菌、靜止和幾乎靜止的桿菌。如果要完全治療肺結核，就必須將所有存於體內的結核桿菌摧毀，因為若有少量桿菌存活下來，日後復發肺結核的機會很大。而現在的抗結核藥物，如Isoniazid（異菸鹼氨片，對快速增殖的細胞外桿菌有效）、Rifampin（立汎黴素，對快速和緩慢增殖的桿菌有效）、Streptomycin（鏈黴素，對快速增殖的桿菌有效）、Pyrazinamide（邁得，對緩慢增殖的細胞內結核桿菌有效）、Ethambutol（孟表多，為抑菌劑，對快速增殖的細胞外桿菌有效），還有其他較後線的藥物如鏈黴素、Ethionamide、Aminosalicyclic acid（PAS）等，並沒有一種是對這三種不同形式的桿菌都有效。所以要採用藥品合併療法，才有可能把全部的結核桿菌殺死，並更有效的治癒病患、降低肺結核的復發率、防止抗藥性變異種的產生。

合併療法基本組合為Isoniazid加上Rifampin，而Ethambutol的使用主要是為了在細菌敏感性試驗還無結果前預防產生抗藥性菌種，另外併用Pyrazinamide是為了縮短整個治療的期間，通常在開始治療的前兩個月服用，可將療程縮短至六個月。

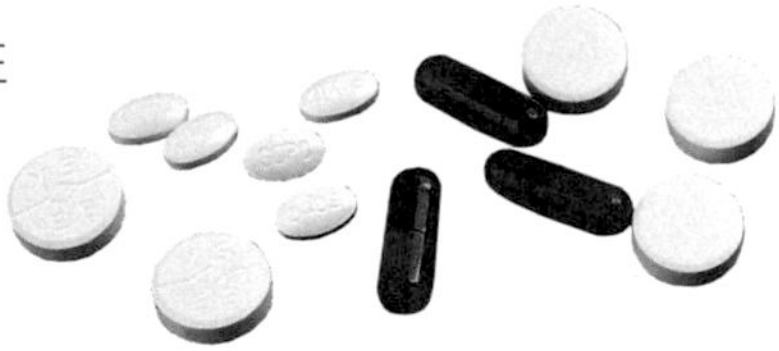

▲治療肺結核的藥物

執筆藥師｜石美玲藥師

抗結核病藥

抗結核病的藥物有哪些副作用？該如何處置？

Q

最近被診斷出染上肺結核，聽說肺結核的藥副作用很多，是真的嗎？服用這些藥需要注意什麼嗎？

A

藥即是毒，雖然每種藥物都有它的臨床治療效果，但同時卻也有不期望的副作用出現，而治療肺結核病的藥物和其他的藥物一樣，也會有副作用。

初次治療所使用的藥物，副作用其實是很輕微的，所以不要因為有副作用就不吃藥，因為結核桿菌是一種生命力很強韌的細菌，如果第一次感染不完全治好，等結核桿菌產生抗藥性以後要再治療就不容易，所以絕不可以因為自己感覺病情好一點就自行停止服藥。常見治療肺結核病的藥物的副作用如下：

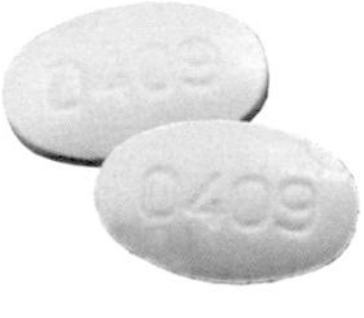

▲異菸鹼氨片

- **Isoniazid（異菸鹼氨片）**：周邊神經炎造成感覺異常是最常見的副作用（可補充維生素B_6減少此症狀），還會有疼痛及燒灼感、痙攣或抽搐情形。而肝功能異常，如肝炎，是本藥最嚴重的副作用，其發生率和病患的年齡成正比，通常若是輕微的肝功能指標（GOT；GPT）上升，就算是繼續服藥，肝功能也會慢慢自行恢復到正常，但若上升至正常值五倍以上就需考慮停藥。另外，皮膚過敏或伴有紅斑偶爾會發生，可給予抗組織胺藥物做症狀治療。

- **Ethambutol（孟表多）**：最嚴重的副作用為視神經炎，導致視力模糊、減退，無法分辨紅、綠色，所以需定期作視力檢查，如果有視力下降現象，要馬上停藥，一旦停藥，此副作用會消除。還有此藥會降低尿酸的排除，造成高尿酸血症，促使痛風發作，所以有痛風的病患要注意。另外也會有皮膚過敏癢感或紅斑等少見的副作用，給予症狀治療即可。

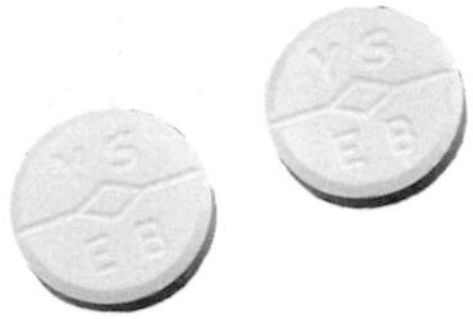

▲孟表多

- **Rifampin（立汎黴素）**：主要副作用為胃腸障礙，如腹痛、腹瀉、噁心、嘔吐，此時不需停藥，將藥量分二次口服即可。肝炎、黃膽等副作用較少見。而此藥代謝後會造成橘紅色的體液，如尿液、糞便、唾液呈現紅橙色，通常是用藥後的顏色較深，但會逐漸變淡恢復至正常，若全天有深色尿，請回診檢查。血小板減少症也是副作用之一，降低每天的劑量能防止此副作用產生。

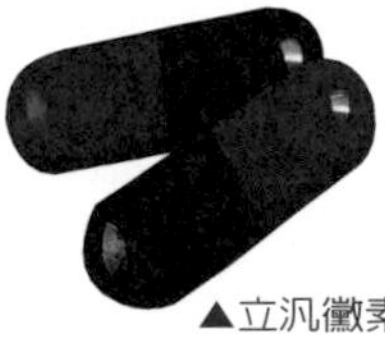
▲立汎黴素

- **Pyrazinamide（邁得）**：會造成血清尿酸濃度升高，使得痛風發作或關節酸痛，一般給予降尿酸藥物即可，所以有痛風疾病者須注意。而此藥造成肝炎的副作用較少見。

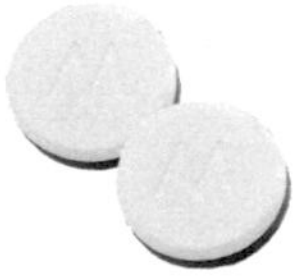
▲邁得

- **Streptomycin（鏈黴素）**：此藥物可能會造成腎臟受損、耳聾、眩暈及神經肌肉麻痺。

結核病是一種難纏的疾病，必須長期服用藥物，且要按時服用完整劑量，定期接受追蹤檢查，才能完全的根治。而藥物交互作用是治療時的另一個顧慮，此類藥物常會影響肝臟功能，進而干擾其他藥物的療效和代謝。在抗結核病藥物中，立汎黴素為肝臟酵素誘發劑，會使得其他藥物代謝增加，而藥物代謝增加的結果，就必須增加劑量來維持相同的治療濃度。

另外，異菸鹼氨片為藥物代謝抑制劑，會使其他藥物的藥理反應提高及血中濃度增加，甚至可能造成毒性增加。因此要告知醫師你目前所有在使用的藥物，才能確保用藥安全。

有些人使用Isoniazid和Rifampin可能發生肝功能異常，如肝炎，而喝酒會增加肝毒性，所以治療期間應限制喝酒。老年人或已有肝臟疾病的人，肝炎發生率會比一般人高，一旦發生肝炎，應立即停藥，等到肝功能酵素恢復到正常值，再由較低劑量繼續治療。大部分的藥物不是經過腎臟代謝，就是經過肝臟代謝，若已經產生嚴重肝臟毒性，也可以換成經由腎臟代謝的藥物，如孟表多與鏈黴素，再加上另一個藥物Ofloxacin。

另外，服用異菸鹼氨片時忌吃奶酪、香蕉、豆漿、啤酒等含酪胺較多的食物，因為異菸鹼氨片會抑制單胺氧化酶（MAO），容易與酪胺發生反應，會造成引起血壓上升作用的激素增加，表現出噁心、嘔吐、腹痛、腹瀉、呼吸困難、頭暈、頭痛等症狀，或引發高血壓，嚴重者甚至有致命之虞，所以要避免併用。

執筆藥師｜石美玲藥師

抗病毒藥

克流感對付感冒真的有效嗎？

Q

冬天一到，我們家一老一小常常三天兩頭就感冒。最近聽説有克流感可以預防感冒，是真的嗎？吃這種藥就不必再打感冒疫苗了嗎？預防禽流感也有效嗎？

A

首先要釐清兩個名詞：感冒（Common cold）與流行性感冒（Influenza），兩者的不同在於引起的病毒類型不同。

通常感冒的症狀與嚴重度都較流行性感冒來的輕微，身體健康的人平常感冒是不需要藥物治療的，可以靠自己身體的免疫力殺死病毒。而在藥局可以自行購買的感冒藥，其中的主要成分都是針對感冒引起的症狀做治療，比如流鼻水、鼻塞、咳嗽、發燒等，對於引起感冒的病毒沒有作用。因此，如果感冒了，應該要多休息，通常一個禮拜即可痊癒。

而流行性感冒除了和感冒一樣有流鼻水、喉嚨痛等症狀外，比較容易有頭痛、發燒以及全身肌肉酸痛的症狀，使人感到非常不適。

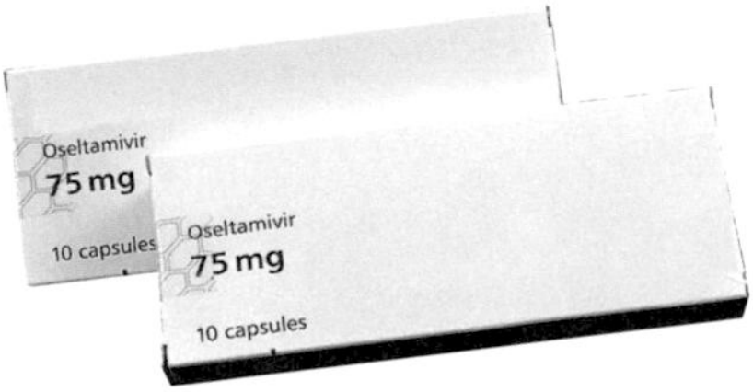

目前有一個抗病毒藥Oseltamivir（Tamiflu®；克流感），是作為人類感染禽流感H5N1病毒時，有效的抗病毒藥劑，同時可以用來治療及預防流行性感冒，這是一種抗病毒藥而非疫苗，而且必須要由醫師診斷確定是流行性感冒病毒的感染才能使用。

因為有時細菌感染的初期症狀和病毒感染很像，或是同時有細菌與病毒的感染，這些都需要經過醫師的診斷確認才能判定。使用克流感一般治療時間為五天。如果已經感冒，Tamiflu必須在感冒症狀開始的兩天內趕快服用，如果太晚服用，則會失去藥物的效果。

一旦開始吃藥，感冒的症狀應該可以很快的解除，但藥物還是要持續服用，才能確定病毒能夠完全的殺死，否則就像抗生素一樣，很容易產生抗藥性。**忘記吃藥時該如何處理呢？基本上必須趕快補吃，但如果離下一個吃藥時間只剩兩個小時，就不要再吃了，千萬不可以一次吃兩倍劑量**。

是否所有的人都可以服用這個藥物呢？因為藥物實驗範圍有限制，很多臨床上的資料還不確定。因此，不建議使用Tamiflu治療小於一歲嬰兒的流行性感冒。如果是預防流行性感冒，則只建議使用在十三歲以上的青少年、成人或老人。腎功能不好的病人，醫師也必須根據病患身體狀況調整劑量。懷孕或是哺乳的婦女，因為無法確定是否會影響胎兒或透過分泌到乳汁中，所以不建議使用，除非使用藥物的好處大於不使用藥物的壞處。另外，如果有在服用痛風的藥品Probenecid（Benemid）也必須告知醫師或藥師，因為這個藥物可能使Tamiflu在血中的濃度增加，導致副作用的發生。

至於這個藥物是否有副作用呢？通常藥物產生效果的同時，可能也會產生一些我們不期望的副作用。較常見的有：拉肚子、噁心、嘔吐，這些現象通常在第一次吃藥的時候會比較明顯，建議在飯後使用，以減少不適感。上述的症狀通常會隨著時間，身體慢慢適應藥物後就逐漸改善。但如果產生咳嗽、有痰、或是呼吸有聲音，則先停止用藥並立即回醫院看診。

克流感用於禽流感發病初期是有幫助的，但到感染晚期即沒有顯著效果，在還沒有發病就服用，反而會產生抗藥性。因此克流感應該集中運用於高危險群，這樣對防疫最具效果，民衆應不要有囤積克流感的錯誤觀念。至於一些流行性感冒的高危險群者，還是建議必須每年定期打流行性感冒疫苗，避免得到感冒。當然，平常多運動，均衡飲食，常保身體健康才是預防流行性感冒的最好方法囉！

執筆藥師｜廖敏惠藥師

抗病毒藥

愛滋病有藥醫嗎？

Q

人家說愛滋病是二十一世紀的黑死病，難道目前沒有任何藥物可以治療嗎？

A

愛滋病是感染一種叫做人類免疫不全病毒（Human Immunodeficiency Virus, HIV）所導致的疾病。這種病毒可怕的地方就是讓身體的防禦免疫系統失效，使病患的身體容易遭受外界細菌、寄生蟲或病毒感染。過去因為對這個疾病的不了解，導致很多病患都是發病後受到其他細菌或病毒的感染，才發現最終的罪魁禍首是這個病毒，但此時通常都是病情已經很嚴重了。而當時藥物的種類不多，對於治療的研究也很少，因此，才會讓人覺得得了愛滋病就像是被判死刑！

隨著時代的進步，醫學的發達，目前對於愛滋病的病因與檢驗愈來愈清楚、快速，可以很快診斷出來是否受到病毒的感染。而治療上也有許多藥物可以有效控制病毒的複製，避免病情惡化。目前主要抑制人類免疫不全病毒的藥物可分為三大類：

- NRTIs（Nucleoside Reverse Transcriptase Inhibitors，核苷反轉錄酶抑制劑）類藥物，這是最早用來治療HIV病毒的藥物。
- PIs（Protease Inhibitors，蛋白酶抑制劑）類藥物。

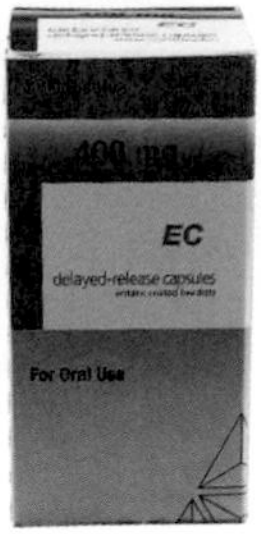

▲NRTIs

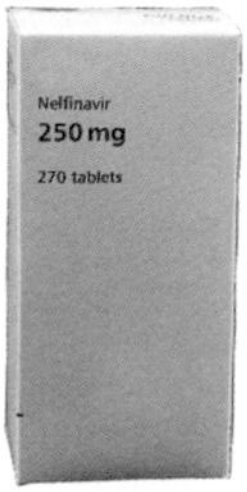

◀PIs

抗生素 抗結核病藥 抗病毒藥 抗寄生蟲用藥

●NNRTIs（Non-nucleoside Reverse Transcriptase Inhibitors，非核苷反轉錄酶抑制劑）類藥物。

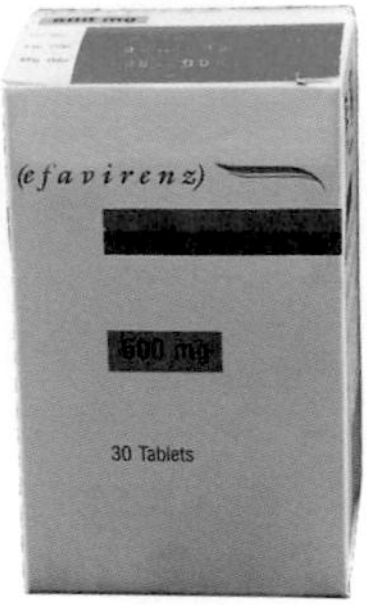

▲NNRTIs

目前治療的方式都採取多種藥物合併治療，即目前所使用的HAA（Highly Active Antiretroviral Therapy，「高效能抗反轉錄病毒療法」），此治療療程為使用兩個NRTIs加上一或兩個PIs，或是兩個NRTIs加上一個NNRTI，同時使用不同種類的藥物以達到治療的效果，並可以減少藥物產生抗藥性的機率。自一九九七年起至今，HAART已變成治療愛滋病的標準治療。不過目前的治療的確是無法完全殺死病毒，因此，必須長期服用這些抗病毒藥物，避免病毒繼續大量複製，破壞身體的免疫力，遭到其他細菌或是病毒的感染。不過因為抗病毒藥物的副作用或因為心理壓力，常常讓病患受不了，或是因為心理壓力，很多病患因此停止吃藥。一旦如此，不但會使病毒的抗藥性產生，更使得病毒得以繼續複製，破壞身體的免疫力，導致多重感染，反而加速病情惡化。因此若能好好定時服用藥物，就像其他慢性病病患一樣，長期控制病情，生活還是可以過得很好。因此，千萬不要因為藥物的副作用而自行停止吃藥。如果受不了副作用，可以和醫師溝通，看如何做可以減少副作用的產生或是換其他類藥物使用。而每個月定期回診時，醫師也會監測血中病毒濃度，以及檢查藥物對於身體其他器官是否有影響。因此，多關心你的身體並與你的醫師建立良好的溝通，才是治療的最佳良方。

執筆藥師｜廖敏惠藥師

抗病毒藥

感染水痘有藥醫嗎？

Q

我兒子高三了，最近考試壓力大，竟然開始長水痘，聽人家說，長水痘年紀愈大，症狀愈嚴重，水痘自己會好嗎？有什麼藥可以治療？會傳染給其他人嗎？

A

大部分的人一生中都會得過水痘。水痘其實是一種叫做帶狀疱疹病毒引起的感染。帶狀疱疹病毒可以經由病患的飛沫或是散佈在空氣中的呼吸道分泌物傳播，或是和病患有直接接觸而感染。因此這是一種容易得到的傳染病，幸好通常在感染後，身體的免疫力可以抵抗病毒而自行痊癒，但是有時病毒仍會在身體內潛伏，而在日後以俗稱「皮蛇」的形式出現。

水痘的症狀，剛開始時主要在身體多處產生突起的紅點，之後會迅速形成水泡，之後水泡會破裂或萎縮而結痂，有些病患會有發燒的情形出現，通常年紀愈大感染水痘者，不舒適的情形會較嚴重，但並不表示年紀愈小感染水痘引起的症狀愈少。

身體抵抗力較弱的病患，如小於六個月的嬰兒或是因其他疾病或治療導致免疫力下降的病患，也容易產生併發症，如皮膚發炎、猩紅熱、肺炎及腦炎等，需特別小心。

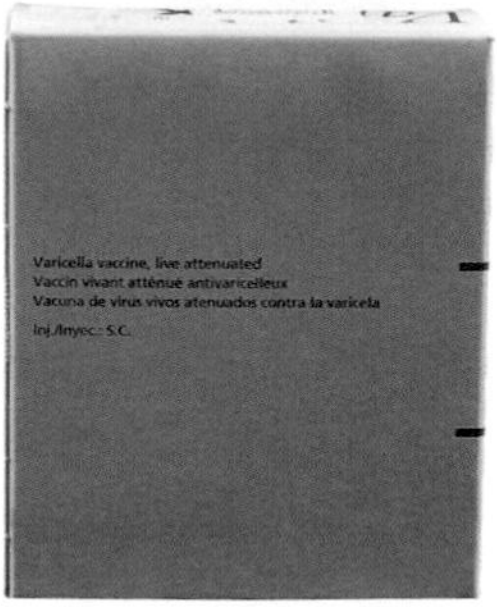

▲水痘疫苗

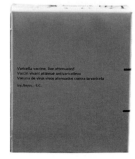

目前醫學上有預防感染水痘的疫苗，台灣目前對於出生滿一歲的嬰兒有免費施打，但疫苗的效果只可維持約八年，因此，青少年或成年人感染水痘的機率仍然不少。

基本上水痘病毒感染的潛伏期為十二到十四天。而病患在發病之前幾天到發病後，全身水泡結痂的這段期間都具有傳染力。因此，建議感染水痘的病患，生病期間儘量不要出入公共場所，應在家多喝水，多休息，保持皮膚清潔乾爽，並可在患處塗抹藥膏或藥水來減輕搔癢感，而且儘量不要抓破水泡，以免引起皮膚細菌感染。若有發燒症狀，可依醫師或藥師指示，服用普拿疼類的止痛退燒藥。但要小心，千萬不要使用阿斯匹林類的退燒藥，因為有研究報導，這類的退燒藥會增加一些併發症發生的機率。而目前有一種抗病毒藥物Acyclovir可降低紅疹的數目及減輕症狀。但此藥物必須在症狀開始發生的頭一兩天使用才有效，對於症狀嚴重的病患應即早治療。

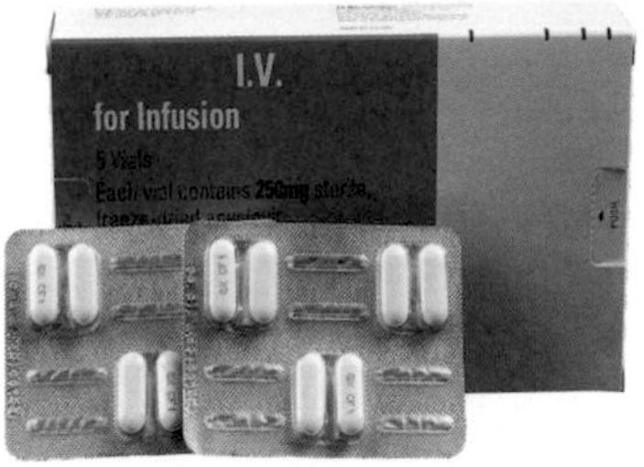

▲Acyclovir

執筆藥師｜廖敏惠藥師

抗寄生蟲用藥

蛔蟲感染的用藥注意事項有哪些？

Q

醫師說我的小孩受到蛔蟲感染，需要服用驅蟲藥Mebendazole，請問需要注意些什麼？

A

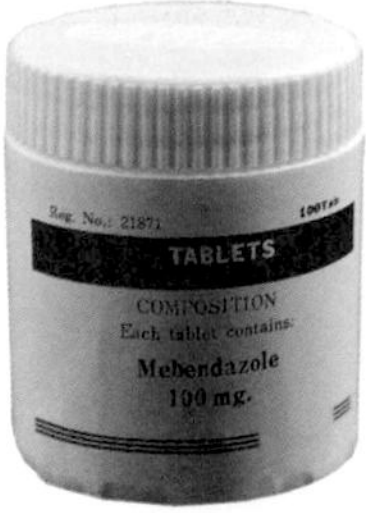

醫師開給你的小孩的藥Mebendazole（Thelmox）是一種廣效而且常用的驅蟲藥，它可以抑制寄生蟲在人體內的生長，使腸內的寄生蟲不能移動或慢慢地死亡。必須要經過幾天的治療後，才能將寄生蟲從胃腸道完全清除；藥物在人體內的效用會隨著經過胃腸道的時間而變化，它可以殺死蟯蟲、鉤蟲、蛔蟲或鞭蟲的卵。

在治療蛔蟲感染的時候，需要每天服用兩次，每次服用一顆（100毫克），連續服用三天。Mebendazole可以在飯前或飯後服用；一般而言，在吞服前可以嚼碎，只是不同藥廠生產的藥物可能有不同的服用方法，還是要依照醫師或藥師的指示服用。服用時偶爾會發生輕微的噁心、腹瀉及腹部疼痛。由於此藥使用於一歲以下的小孩的經驗有限，而且有少數報告指出，這個年齡族群使用此藥時，曾有痙攣現象發生，因此必須小心謹慎。最重要的是，必須要依從醫師的指示，讓你的小孩按時服藥，如此才可以有效地把蟲蟲趕出去。

此外，生活上請注意小孩的營養補充，並且記得將家中的衣物、棉被予以消毒清洗，還要叮嚀小孩，吃飯前或上廁所後，記得要洗手，才能保持清潔衛生，不容易傳染給家人。

執筆藥師 | 高玉玲藥師

抗寄生蟲用藥

到瘧疾流行區旅遊前是否該服用預防瘧疾藥物呢？

Q

我們全家將要到非洲旅行，據說那裡是瘧疾的流行地區，請問我們是否需要事先服用抗瘧疾藥物？可以在哪裡取得藥物？離開非洲後是否需要繼續服藥？服用多久？

A

是的，因為你要去的非洲為瘧疾流行地區，因此，出發前必須先服用預防瘧疾的藥物，而且，旅遊的時間愈長，感染瘧疾的機率愈高，如果可以服藥預防，就可以降低被感染的機率。然而，不論服用哪一種預防瘧疾的藥物，都不能百分之百保證不會得到瘧疾，因此，即使已服預防藥，仍然要減少可能與瘧蚊的接觸機會，可以穿上長袖和使用蚊帳。

抗瘧疾藥物的使用，依瘧原蟲種類與各地區抗藥性之差異而有不同。需要服用何種藥物，可於出發前諮詢醫師的意見，衛生福利部疾病管制署及其所屬分署以及各縣市衛生局均免費提供瘧疾預防藥Chloroquine（氯奎寧）；可以於出國前向相關單位（例如：衛生局）申請，並於出發前一星期開始服用，連續服用至離開瘧疾地區後六星期停止。由於熱帶瘧原蟲對氯奎寧產生抗藥性，使用氯奎寧可能無法達到預防的效果，較常用於預防熱帶瘧原蟲感染的藥物為Mefloquine（美爾奎寧)，可以經由醫師處方取得。

藥物的選擇仍然要以旅遊地區的瘧原蟲對藥物的抗藥性報告為參考依據，抗藥性報告可能隨時都有變化，旅客可以參考衛福部疾病管制署的網站（http://www.cdc.gov.tw）或是世界衛生組織（International Travel and Health, WHO）的最新資料。不過要提醒大家的是：服用預防藥物還是有可能受到感染，最重要的是，要小心不要被蚊蟲叮咬，並注意是否有瘧疾的症狀（如間歇性的發冷、發熱、頭痛等），如此才可以快快樂樂出門，平平安安回家。

執筆藥師｜高玉玲藥師

Part 13

減肥用藥

- 副作用
- 減肥效果
- PPA
- 小孩減肥

副作用

服用減肥藥有哪些常見的副作用及需要注意的事項？

Q

身邊有很多朋友都靠吃減肥藥瘦下來，讓我也很想嘗試，但看新聞報導有很多人吃減肥藥吃出問題，請問市面上的減肥藥有哪些？吃了又有哪些副作用呢？

A

目前市面上的減肥藥主要可以分為五種：

第一種是**降低食慾的安非他命類和衛福部核准的諾美婷等**，都是直接影響中樞神經系統，而使食慾降低，常見的副作用有：令人感到精神緊張、失眠、抑鬱、影響心臟機能等等，長期使用安非他命類會有成癮性的問題，而停止服用後，胃口反而增加。

第二種為**甲狀腺賀爾蒙**，會提高新陳代謝，增加身體能量的消耗。只適用於患有甲狀腺賀爾蒙分泌過低症的病患，如果用於分泌正常的人身上，會使人情緒緊張、失眠和引致心臟毛病，甚至有生命危險。長期不當地服用，更會擾亂身體調節甲狀腺賀爾蒙分泌的功能，後果嚴重。

第三種為**腸道膨脹劑**，主要成分是纖維素，是在用餐前服用，膨脹劑遇水會脹大，因而填塞胃部，脹滿的感覺會使人食慾降低。不過這種感覺只能維持短暫的時間，飢餓的感覺很快又會再出現。過量服食更會阻塞腸道，引致不適。

第四和第五種為**利尿劑和輕瀉劑**，主要作用是加速人體水分的流失和刺激排便，以達到減輕體重的假象；但卻會影響人體電解質之平衡，輕瀉劑更會擾亂腸道的正常功能，妨礙吸收養分，影響健康。

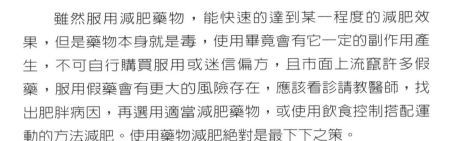

雖然服用減肥藥物，能快速的達到某一程度的減肥效果，但是藥物本身就是毒，使用畢竟會有它一定的副作用產生，不可自行購買服用或迷信偏方，且市面上流竄許多假藥，服用假藥會有更大的風險存在，應該看診請教醫師，找出肥胖病因，再選用適當減肥藥物，或使用飲食控制搭配運動的方法減肥。使用藥物減肥絕對是最下下之策。

執筆藥師｜鄭秀娟藥師

減肥效果

合法減肥藥「諾美婷」和「羅氏鮮」的減肥效果如何？

Q

有很多人道聽塗說自己亂吃減肥藥，結果吃出很多毛病，請問有衛福部核准的減肥藥嗎？有的話，哪種的減肥效果比較好？

A

目前衛福部核准的減肥藥只有兩個，一個為諾美婷；另一個為羅氏鮮。而諾美婷是讓中樞神經系統的神經傳導物質重吸收使用的的抑制劑，在中樞神經系統裡，減少神經傳導物質裡的血清胺素及正腎上腺素的重吸收，而增加這兩種神經傳導物質在中樞神經系統裡的濃度，會降低服用者的食慾，進而達到體重減輕的目的。一般常見的副作用有：口乾、便秘、心悸、失眠、血壓昇高等等的情形。

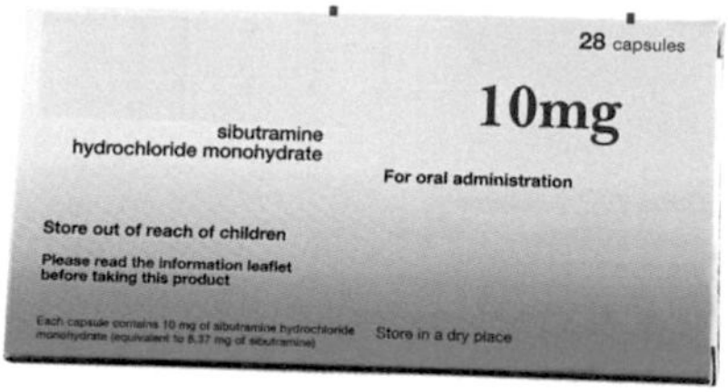

▲諾美婷

羅氏鮮是一種脂肪酵素的抑制劑，當攝取脂肪類的食物後，胃腸道分泌的脂肪酵素會將脂肪分解成小的可被吸收進入體內的脂肪分子，而羅氏鮮作用方式是在小腸吸收脂肪的過程中，對脂肪分解酵素產生抑制作用，使得脂肪不能被分解成較小的脂肪分子而被吸收。

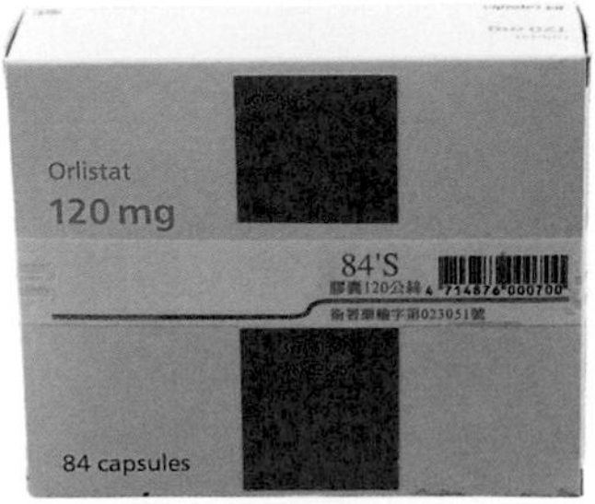

▲羅氏鮮

據研究顯示，羅氏鮮大約減少30%脂肪的吸收，而且最好是隨餐使用，如此才可以和食物中的脂肪作用，降低脂肪的吸收。服用羅氏鮮所引起的常見副作用有：體內胃腸氣積排出、糞便急迫及會有油脂由肛門排出等情形。

由於兩者的作用機轉不同，且每個人的飲食習慣和體質不同，故無法明確比較兩者的減肥效果何者較佳。雖然服用減肥藥短期內可達到某一定程度的體重控制，但停藥後，若飲食習慣仍沒改變，復胖機會很大。藥物即是毒，若長期藉由服用藥物控制體重，不但身體代謝的負擔加重，藥物副作用的產生，也會對身體造成傷害。最好的減肥方式還是飲食的控制加上適當且持續以恆的運動，才能真正的又瘦又健康。

執筆藥師｜鄭秀娟藥師

PPA

用「PPA」減肥安全嗎？

Q

聽朋友說有一種減肥藥叫PPA，減肥的效果很好，而且它的副作用很少，是真的嗎？

A

PPA的全名是Phenylpropanolamine，是一種類交感神經興奮藥，作用和麻黃素類似，具有擴張支氣管和血管收縮的作用，主要被應用於鼻充血和鼻塞的解除。在高劑量的時候，能夠抑制視丘下部的食慾中心，降低食慾。它的副作用的發生機率和是第一次使用或是多次使用者與服用藥物劑量的高低、作用時間的長短，通常是沒有關連的，而且常常是不可預期的，常隨個人體質而有差別。最嚴重的副作用是造成出血性的腦中風，甚至有致死可能。一般常見副作用有：失眠、神經緊張、頭暈、發汗、焦慮、頭痛、噁心等，當過量時則有心跳過快、呼吸急促、無方向感、腎衰竭、瞳孔擴張、頭痛等情形。

使用上的禁忌為：**高血壓、心臟病、甲狀腺機能障礙和曾經中風者不可使用此藥**。

PPA普遍地存在一般的長效或短效的感冒成藥中，用於舒緩感冒症狀，它的食慾降低作用，相對於其他的中樞神經食慾抑制劑，成癮性較低，而且停用後復胖的速度比較慢，是台灣第一個核准通過的減肥藥，也是廣泛被濫用的合法感冒減肥藥。由於有研究證實PPA使用在減肥上，即使正常使用的劑量下，不管短效或長效的，會引發出血性腦中風的危險性都大大的增加好幾十倍，美國食品藥物管制局（FDA）因而禁用PPA的販售。

衛福部也在二〇〇三年十一月二十日註銷該成分使用於治療肥胖症的適應症，同時因為考量其他先進國家對此藥的管理情形，並且要預防民眾將含有此成分的感冒藥濫用於減肥上，可能會造成嚴重副作用，將修訂「指示藥品審查基準綜合感冒劑」，綜合感冒藥將不再含有PPA，改用其他同類成分取代。

重視體態的輕盈不是壞事，但不該道聽塗說一味使用減肥藥，應該請教專業人員，才能瘦的美、安全又健康。

執筆藥師｜鄭秀娟藥師

小孩減肥

小孩適合服用減肥藥減肥嗎？

Q

我家小六生，身高一百五十公分體重八十公斤，走一小段路就氣喘吁吁，在學校常常被同學取笑，我想買減肥藥給他吃，這樣好嗎？有小孩吃的減肥藥嗎？小孩子適合投予減肥藥來控制體重嗎？

A

對於藥物或保健食品的減肥產品，主要都是針對成年人去做一些藥物投予後服用效果及副作用的研究，並沒有針對發育中小孩的資料，所以並不適合也不建議用於小孩。但若是過度肥胖病情的需要，則必須在醫師的指導及監控下使用，以確保安全。

藥物的減肥，有的是對大腦的飲食中樞造成一定的抑制作用；有些是藉由一些緩瀉劑使多餘的水分排出體外，而達到減肥的效果。但飲食中樞的過度抑制，對孩子容易導致厭食症的發生。一般用於成人的緩瀉劑，對小孩來說，就變成了「瀉藥」，服用太多，可能會引起脫水和腸胃功能不正常。雖然這些藥物的使用，或多或少可以達到體重減輕的作用，但實際上可能已經對小孩的身體健康造成了傷害。

小孩子的減肥應該遵循「三不」原則：

一是不能實施「快速減肥」；二是不能採用「饑餓療法」；三是不服用減肥藥物。

其實孩子的減肥與大人的減肥方法相似，最好都是飲食的控制和持續的運動。因為孩子的肥胖大多與家庭因素有關，所以父母及小孩同時參與，減肥成功的機率比較高。對於肥胖小孩的減重，應在均衡的飲食，適當的控制熱量的攝取，適當的增加運動量等之下進行較為恰當。

執筆藥師｜鄭秀娟藥師

Part 14

疫苗用藥

- 小兒疫苗
- 流感疫苗
- B肝疫苗
- 肺炎鏈球菌疫苗

小兒疫苗

小兒疫苗有哪些？自費疫苗比較好嗎？

Q

我有一個小孩，他需要打哪一些疫苗呢？打的時候需注意什麼？還有，政府提供的公費疫苗有些疾病無法預防，最好自己再另外補充其他的疫苗，請問還有哪些疫苗可以補充？要什麼時候打才好？

A

預防接種是預防傳染病最直接、最有效和最經濟的方法，而且發生嚴重不良反應的機率很低，按時預防接種，可以有效隔絕傳染病。

衛生福利部疾病管制署為降低國內傳染病的流行，訂定了兒童接種各項公費疫苗的品項，建議施打的時間茲列表如第253頁。

國民小學新生入學時，除有醫療特殊情形者外，應完成下列之預防接種項目及劑次，未接種者，應輔導其補行接種。

接種疫苗時應注意，發高燒、免疫功能不全、患有嚴重疾病、正使用腎上腺皮質素及抗癌藥物者以及孕婦，都應先經由醫師審慎評估後才宜使用。

接種年齡	接種疫苗種類		備註
出生滿24小時內	B型肝炎免疫球蛋白	一劑	其母親為B型肝炎帶原者，出生24小時內施打。
	B型肝炎遺傳工程疫苗	第一劑	
出生滿24小時以後	卡介苗	一劑	接種後7到14天，在接種部位有紅色小結節。
出生滿1個月	B型肝炎遺傳工程疫苗	第二劑	
出生滿2個月	白喉破傷風非細胞性百日咳、b型嗜血桿菌及不活化小兒麻痺五合一疫苗	第一劑	有進展中腦病變者，避免使用。
	13價結合型肺炎鏈球菌疫苗	第一劑	
出生滿4個月	白喉破傷風非細胞性百日咳、b型嗜血桿菌及不活化小兒麻痺五合一疫苗	第二劑	
	13價結合型肺炎鏈球菌疫苗	第二劑	
出生滿6個月	B型肝炎遺傳工程疫苗	第三劑	
	白喉破傷風非細胞性百日咳、b型嗜血桿菌及不活化小兒麻痺五合一疫苗	第三劑	
	流行性感冒疫苗	每年一劑	初次接種二劑，之後每年一劑。6個月至3歲一次打0.25cc，三歲以上一次打0.5cc。

（＊接下頁）

（＊續接上頁）

出生滿1年	水痘疫苗	一劑	
	麻疹腮腺炎德國麻疹混合疫苗	第一劑	成年女性接種三個月內應避免懷孕。
出生滿1年到1年3個月	13價結合型肺炎鏈球菌疫苗	第三劑	
出生滿1年3個月	日本腦炎疫苗	第一劑	
	日本腦炎疫苗（隔兩週施打）	第二劑	
出生滿1年6個月	白喉破傷風非細胞性百日咳、b型嗜血桿菌及不活化小兒麻痺五合一疫苗	追加	
出生滿2年3個月	日本腦炎疫苗	第三劑	
滿5歲至入國小前	減量破傷風白喉非細胞性百日咳及不活化小兒麻痺混合疫苗	追加	
	麻疹腮腺炎德國麻疹混合疫苗	第二劑	成年女性接種三個月內應避免懷孕。
	日本腦炎疫苗	第四劑	

其實政府提供的公費疫苗已提供大部分傳染病良好的預防效果，但是若需要其他更進一步的預防接種，可以自費的疫苗選擇如下：

接種年齡	接種疫苗種類		備註
出生滿2個月	輪狀病毒疫苗（單價或五價）	第一劑	
出生滿4個月	輪狀病毒疫苗（單價或五價）	第二劑	
出生滿6個月	輪狀病毒疫苗（五價）	第三劑	
出生滿1年	A型肝炎疫苗	第一劑	
出生滿1年6個月	A型肝炎疫苗	第二劑	
9~26歲之女性或男性	人類乳突狀病毒疫苗	共三劑	施打間隔：第0、1~2、6個月
10~25歲之女性	人類乳突狀病毒疫苗	共三劑	施打間隔：第0、1、6個月

註：設籍30個山地鄉、九個鄰近山地鄉之平地鄉鎮及金門、連江縣之兒童可以公費施打A型肝炎疫苗。

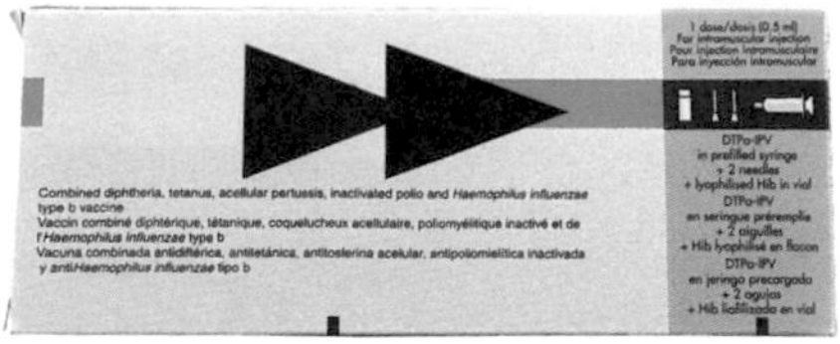

▲五合一疫苗

流感疫苗

什麼是流感疫苗？施打時需注意什麼？

Q 我公公最近剛打完流感疫苗，但還是感冒了，那施打流感疫苗還有什麼意義呢？另外，我兒子昨天也打了流感疫苗，現在有一點發燒？這樣是正常的嗎？我聽朋友說小孩子要打兩劑才有效，那什麼時候還要再打一次？

A 「流感」是流行性感冒的簡稱，主要是由流感病毒所造成的呼吸道感染，可分為A、B、C三型，其中A型流感病毒所造成的症狀較為嚴重，因為其病毒容易發生變異，故常造成全球的大流行；B型流感病毒所產生的症狀通常較輕微，但最近發現有些變異型的B型流感病毒也會造成嚴重的症狀；而C型流感較少在人類造成疾病，若有，則以輕微的上呼吸道症狀表現，且通常不會發燒。

流感的大流行，世界衛生組織（WHO）每年會根據全球八十三個國家地區所偵測的流感病毒，於二月中旬召開會議，研究選定可能會造成流行的病毒株，推薦各國衛生單位做預防注射。

我國所使用的流感疫苗為一種裂解型的病毒成分疫苗，僅含有抗原成分而沒有病毒殘餘的活性，即不活化之病毒。

流感疫苗適用於六個月以上的兒童及成人。其對健康的年輕人有70%到90%的保護效果；老年人則可減少50%到60%罹患流感之嚴重性及其併發症，並可減少80%之死亡率；但對於一般感冒並無預防作用。對於流感高危險群，包括六十歲以上的老年人、患有心血管系統疾病、代謝疾病（糖尿病）、囊腫性纖維化、慢性呼吸性疾病及慢性腎功能不全病患、還有先天性或後天性免疫功能不全的病患，應每年施打一劑流感疫苗。

施打時請注意，對疫苗所含之成分過敏者，不予接種。發燒或急性疾病，宜延後接種。未滿八歲的兒童若先前未曾感染流感或未施打過流感疫苗，則在一個月後追加第二劑流感疫苗。懷孕三個月內的婦女不建議施打流感疫苗，且注意儘量避免於流行期到公共場所，另外也建議其家人施打流感疫苗，以減少孕婦被感染的機會。

在施打流感疫苗後，少數人會出現注射部位的疼痛、泛紅、腫脹、淤血、硬結等，全身性的反應如發燒、身體不適、發抖、疲倦、頭痛、流汗、肌肉痛及關節痛等，這些反應通常於一到兩天後會消失，不需治療。

執筆藥師｜黃欣怡藥師

B 肝疫苗

什麼時候需要施打B型肝炎疫苗？

Q 在小學六年級時，有打過三劑的B型肝炎疫苗，但是最近我們公司的員工健康檢查發現我並沒有B型肝炎抗體，並建議我再施打疫苗。請問，我以前明明已經打過B肝疫苗，但是為什麼會沒有抗體？我還有需要再打嗎？而且我懷孕了，那還可以打B肝疫苗嗎？

A B型肝炎疫苗是一種含有B型肝炎病毒表面抗原之不具感染性的疫苗，適用於未曾感染B型肝炎及對B型肝炎不具免疫能力的所有年齡層的人。對於A型及C型肝炎感染並無保護效果，但是對D型肝炎有預期的效果，因為D型肝炎只有在感染B型肝炎時才發生。

不論任何年齡，在任何選定的日期施打第一劑B型肝炎疫苗後，應該在第一及第六個月繼續接種第二及第三劑疫苗。十九歲以下（包括嬰幼兒）施打劑量為成人的一半。一般而言，90%的健康成年人及兒童在施打三劑B型肝炎疫苗後皆可以產生足夠的抗體。除了特殊的病患之外，打完三劑疫苗所產生的抗體保護作用可以持續約五到七年，視不同的製造廠商至少也可以持續四年。當血中抗體濃度不足時，可視需要再補打一劑，因為有研究報告顯示，即使在施打三劑疫苗之後，雖然血液中測不到抗體，但仍具保護力。特殊的病患，包含血液透析的病患、免疫功能不全的病患，須定期檢查血中抗體濃

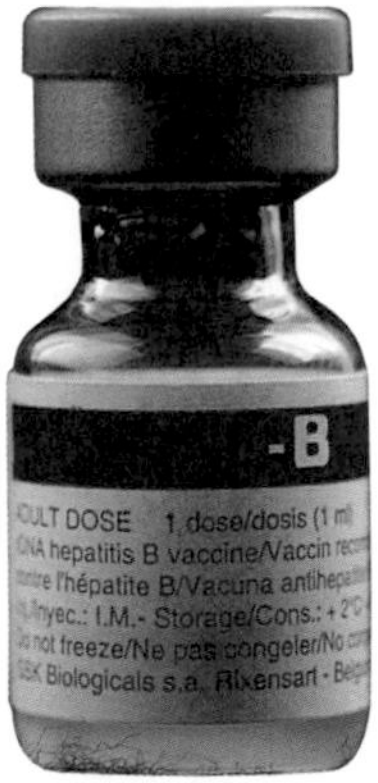

度，若血中抗體濃度小於10IU／L時，可再補打一劑。

懷孕的婦女除非經認定對胎兒的利多於弊，否則不建議施打B型肝炎疫苗。若是懷孕母親為高傳染性B型肝炎帶原者，可在嬰兒出生二十四小時內施打B型肝炎免疫球蛋白，接著在七天內開始施行B型肝炎疫苗預防注射流程即可。對於哺乳中的婦女，因為目前不知道B型肝炎疫苗是否會由母乳中分泌，故除非必要，否則不建議施打。

施打B型肝炎疫苗時，若是對於疫苗之任何成分有過敏反應者及內臟機能或活力欠佳、有窒息、呼吸困難、心臟機能不全、嚴重黃疸、先天性畸形之新生兒、體重未達2200克之早產兒，應避免施打。施打後約有16%的人會出現注射部位有局部酸、痛、腫脹、發紅、發熱、結節等，少部分的人會有全身疲痛、無力、倦怠、輕微發燒、頭痛、噁心腹瀉等症狀，這些症狀會在四十八小時後消失，不須就診。

執筆藥師｜黃欣怡藥師

肺炎鏈球菌疫苗

為避免肺炎鏈球菌感染，該打哪一種疫苗？

Q

我兒子要施打肺炎鏈球菌疫苗，聽說現在市面上有兩種，該怎麼選擇？施打時應注意什麼？還有肺炎鏈球菌疫苗可以和其他疫苗一起打嗎？

A

肺炎鏈球菌是一種革蘭氏陽性菌，又稱為肺炎雙球菌或肺炎球菌。肺炎鏈球菌外層的莢膜多醣體具有抗原性，是使肺炎鏈球菌有致病力的主要因子，依莢膜抗原的不同，目前約有九十種血清型的肺炎鏈球菌。肺炎鏈球菌常存在於人類的鼻腔中，一旦人體的免疫力降低時，肺炎鏈球菌就會趁虛而入。輕微的話造成鼻竇炎、中耳炎；嚴重的會造成肺炎、腦膜炎甚至是敗血病等威脅生命的感染症。

為了避免肺炎鏈球菌感染，施打肺炎鏈球菌疫苗是目前最有效的預防方法。目前在市面上有兩種肺炎鏈球菌疫苗可供預防接種。一種是**23價的肺炎鏈球菌多醣體疫苗**，適用於大於兩歲的兒童及成人。此疫苗選取最具有侵入性及致病力的二十三種肺炎鏈球菌血清型（其中包括六種最常見抗藥性的血清型）的莢膜多醣體當作抗原，直接透過B細胞免疫反應而增加IgG抗體的產生。在注射疫苗三週後，血液中的抗體濃度就會達到保護的效果。肺炎鏈球菌多醣體疫苗能有效保護老人及年輕人遭受鏈球菌的侵入性感染。對六十五歲以上老人的保護力約75%

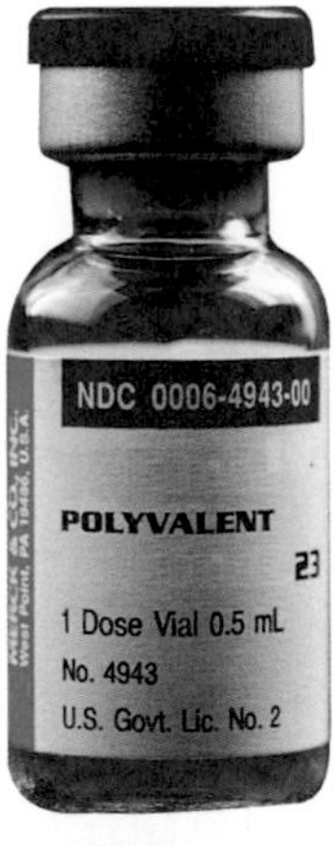

▲23價肺炎鏈球菌多醣體疫苗

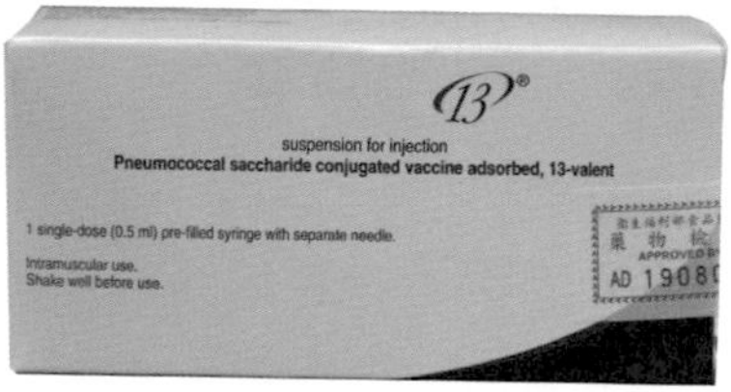

▲13價肺炎鏈球菌接合型疫苗

到87%，隨著年齡的增加，保護力跟著降低。但是這種疫苗對於免疫系統尚未成熟的兩歲以下幼童無法產生有效的保護力。

另一種是**13價的肺炎鏈球菌接合型疫苗**，適用於大於兩個月的兒童、青少年與成人。這種疫苗是選取13種常見感染的肺炎鏈球菌莢膜多醣體，作成醣蛋白接合體。此種醣蛋白接合體可以引發T細胞免疫反應，產生具有較高效力的IgG抗體，且具長期的免疫記憶，也因此對兩歲以下的幼童也有保護力。根據之前7價肺炎鏈球菌疫苗的研究，兩歲以下幼童侵入性肺炎的保護力可達97%。因為7價接合型疫苗所包括的血清型較少，因此較容易因菌種的代換與改變而產生疫苗之失效，13價涵蓋較多菌種，以補此不足。

自2015年起，兩個月以上、五歲以下的兒童可以公費施打13價接合型疫苗，而75歲（含）以上的老人則可公費施打23價多醣體疫苗。其他年齡層可以自費施打13價或23價肺炎鏈球菌疫苗。疫苗施打的時程如下：

- **23價肺炎鏈球菌多醣體疫苗：**
  施打一劑，五年後再追加一劑，每劑0.5ml。
- **13價肺炎鏈球菌接合型疫苗：**
  二到六個月大0.5ml，共三劑。
  （施打間隔至少二個月，第三劑需於滿一歲至一歲三個月施打）
  七到十一個月大0.5ml，共三劑。
  （施打間隔至少一個月，第三劑需於滿一歲以後施打）

二到二十三個月大0.5ml，共兩劑。
（施打間隔至少二個月）
二歲以上孩童0.5ml，共一劑。

施打時應注意對疫苗任一種成分過敏的人禁止施打疫苗，因為13價接合型疫苗包含白喉毒素蛋白，故對白喉毒素過敏者亦禁止施打。13價接合型疫苗只能肌肉注射，所以有血小板減少症或凝血異常的嬰幼兒，除非必要，應避免。免疫能力有缺損的人（如進行化學治療、免疫抑制劑治療）應慎選接種疫苗時間。若有發燒、呼吸道感染時，應等到退燒或症狀緩解後再施打。23價多醣體疫苗可以和流行性感冒疫苗同時施打（不要在同一手臂）。

13價的接合型疫苗能夠與以下疫苗一起施打：五合一疫苗（DTaP）、B型肝炎疫苗、水痘疫苗以及麻疹、腮腺炎、德國麻疹疫苗三合一疫苗（MMR）、日本腦炎疫苗或A肝疫菌。

這兩種疫苗常見的副作用主要發生在局部的注射部位，包括：紅、腫、疼痛、硬塊等。其他較少發生的副作用有：全身性的發燒（通常不會超過39℃）、噁心、嘔吐、食慾不振、頭暈、頭痛、衰弱、躁動、睡眠不安、身體不適等。

執筆藥師｜黃欣怡藥師

修訂版後記

永不退流行的知識寶庫

隨著網路資訊的發達，現代人對於醫藥知識的需求與日俱增，醫師象徵威權的時代已經過去，人們需要的是擁有正確與豐富的醫藥常識，來對抗病魔、爭取健康。把最新最正確的醫藥常識呈現給讀者，讓人人都是自己的醫生，是慈濟醫院藥師群們誠摯的期盼！

修訂版的《醫院常用藥100問》，網羅這兩年來民眾新的話題，包括：「使用最有名的安眠藥，仍有可能睡不著？」（詳見本書第84頁）、「吃抗憂鬱藥會導致自殺嗎？」（詳見本書第87頁）、「口服抗B型肝炎病毒藥物，哪一種比較好？」（詳見本書第158至160頁），讓此書仍能以最新資訊呈現，可謂是醫院熱門用藥永不退流行的知識寶庫。未來，此書期許也能因應醫藥資訊而同步更新內容。

關心自己健康的朋友，邀請您與《醫院常用藥100問》一起成長！

劉采艷

（本文作者爲花蓮慈濟醫院藥劑部主任）

國家圖書館出版品預行編目資料

醫院常用藥100問 / 花蓮慈濟醫院藥劑科團隊合著.
-- 修訂一版. -- 臺北市：原水文化，靜思人文出版：
家庭傳媒城邦分公司發行， 2008.07
面； 公分. --（Dr.Me健康系列；HD0077X）

ISBN 978-986-7069-76-4（平裝）

1. 藥物 2. 問題集

418.022 97012338

Dr.Me健康系列77Y

醫院常用藥100問〔最新修訂版〕

著　　者／花蓮慈濟綜合醫院藥劑部【排名順序依筆劃由多至少】
鄭秀娟・劉采艷・廖敏惠・楊慧心・楊文琴・黃郁淳・黃欣怡・涂睿恩
張維舜・張慈玲・洪婷芝・高玉玲・林慧芳・吳佳頤・呂文瑛・石美玲
審　　核／楊治國・郭漢崇・謝維清・林幸惠
總 策 劃／劉采艷
企劃編輯／羅月美
責任編輯／陳慧淑

業務經理／羅越華
行銷企畫／洪沛澤
行銷副理／王維君
總 編 輯／林小鈴
發 行 人／何飛鵬
出　　版／原水文化
台北市民生東路二段141號8樓
電話：（02）2500-7008　傳真：（02）2502-7676
E-mail：H2O@cite.com.tw　部落格：http://citeh2o.pixnet.net/blog/
靜思人文志業股份有限公司
台北市大安區忠孝東路三段217巷7弄19號1樓
電話：(02) 2898-9888　傳真：(02) 2898-9889
網址：http://www.jingsi.com.tw
郵撥帳號／06677883 戶名：互愛人文志業股份有限公司
發　　行／英屬蓋曼群島商家庭傳媒股份有限公司城邦分公司
台北市中山區民生東路二段141號11樓
書虫客服服務專線：(02) 2500-7718；2500-7719
24小時傳真專線：(02) 2500-1990；2500-1991
服務時間：週一至週五上午 09:30～12:00；下午 13:30～17:00
讀者服務信箱：service@readingclub.com.tw
劃撥帳號／19863813；戶名：書虫股份有限公司
香港發行／城邦（香港）出版集團有限公司
香港灣仔駱克道193號東超商業中心1樓
電話：(852)2508-6231　傳真：(852)2578-9337
電郵：hkcite@biznetvigator.com
馬新發行／城邦（馬新）出版集團
41, Jalan Radin Anum, Bandar Baru Sri Petaling,
57000 Kuala Lumpur, Malaysia.
電話：(603) 90578822　傳真：(603) 90576622
電郵：cite@cite.com.my

攝　　影／柯宜寬・鍾君賢・廖家威
美術設計／行者創意事業有限公司
製版印刷／中茂分色製版印刷事業股份有限公司
初　　版／2006年7月
修訂一版／2008年8月26日
修訂二版／2015年4月28日
定　　價／350元
I S B N／978-986-7069-76-4
E A N／471-770-2089-91-7

城邦讀書花園
www.cite.com.tw

靜思人文
JING SI PUBLICATIONS